U0269925

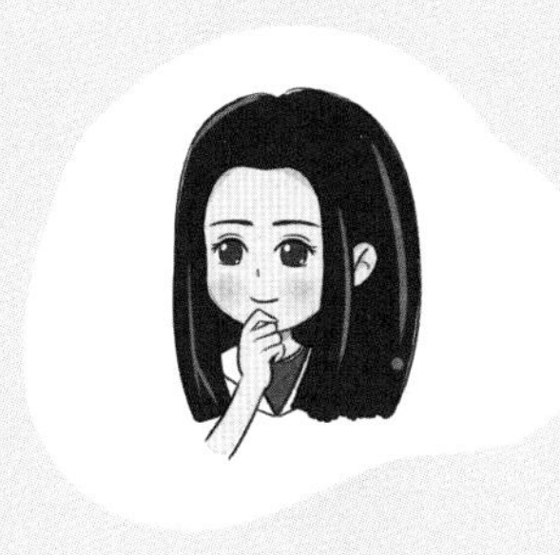

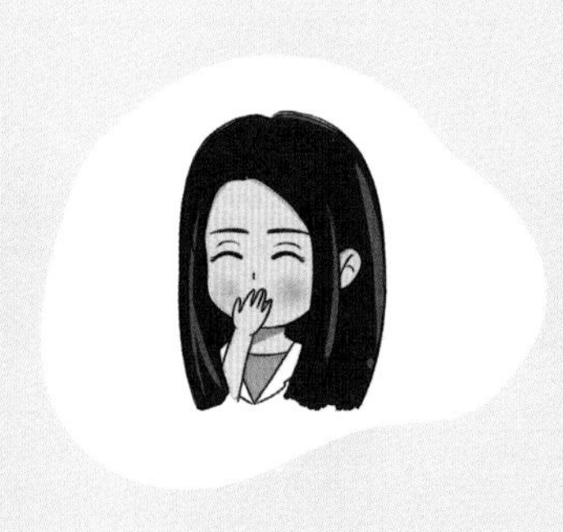

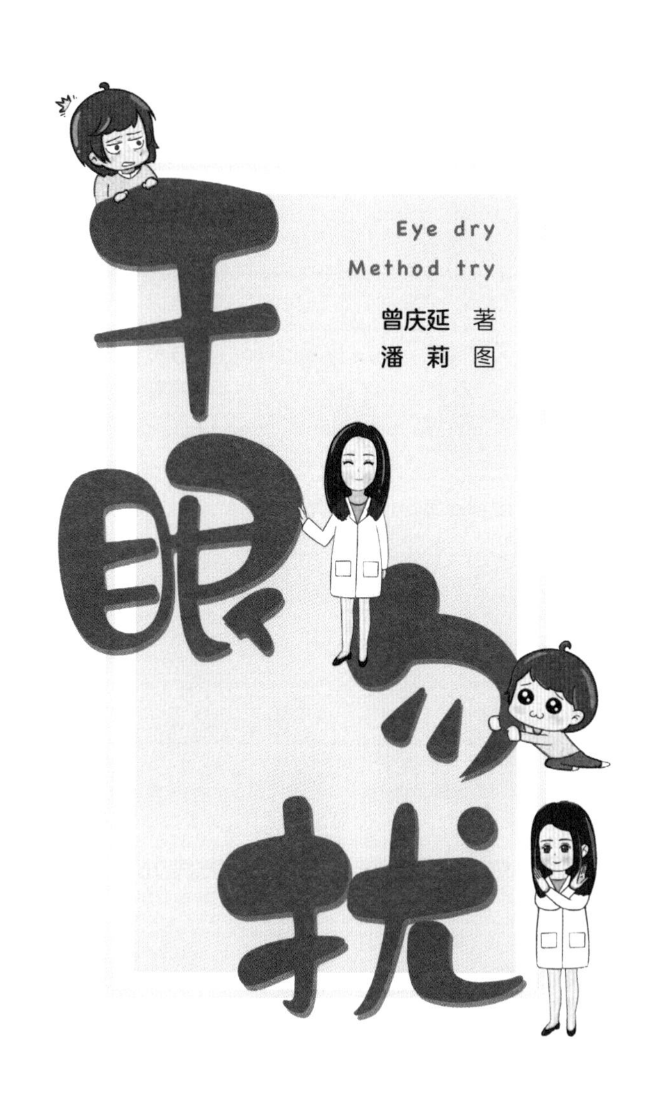

曾庆延 著
潘 莉 图

人民卫生出版社

图书在版编目（CIP）数据

干眼勿扰 / 曾庆延著；潘莉图. — 北京：人民卫生出版社，2020

ISBN 978-7-117-29857-5

Ⅰ.①干… Ⅱ.①曾… ②潘… Ⅲ.①干眼病 – 基本知识 Ⅳ.①R591.41

中国版本图书馆 CIP 数据核字（2020）第 034875 号

干 眼 勿 扰

著　　者：曾庆延
绘　　图：潘　莉
出版发行：人民卫生出版社（中继线 010-59780011）
地　　址：北京市朝阳区潘家园南里 19 号
邮　　编：100021
E - mail：pmph @ pmph.com
购书热线：010-59787592　010-59787584　010-65264830
印　　刷：北京顶佳世纪印刷有限公司
经　　销：新华书店
开　　本：889 × 1194　1/32　**印张：**6
字　　数：124 千字
版　　次：2020 年 4 月第 1 版　2021 年 6 月第 1 版第 3 次印刷
标准书号：ISBN 978-7-117-29857-5
定　　价：49.90 元
打击盗版举报电话：010-59787491　E-mail：WQ @ pmph.com
质量问题联系电话：010-59787234　E-mail：zhiliang @ pmph.com

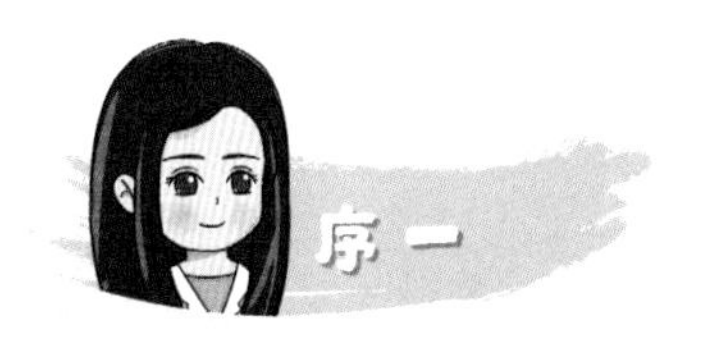

序一

曾庆延教授曾经在我身边工作、学习3年，完成她的硕士学位论文。不久前，她让我为她即将出版的《干眼勿扰》一书写序，我为自己的学生写过一些序言，所以这次未加思索就满口应允。当我拿到这本书的时候，真的感觉很新奇，完全在我的常态思维之外。小时候看过很多漫画故事书，到现在还记得一些故事，甚至对我的思维和行为都有影响。曾教授把眼科学的知识和漫画结合在一起，深入浅出地用漫画的形式把干眼防治知识表达出来，成为老少皆宜的科普读物，这种形式在眼科的知识学习和眼病防治中是一种非常好的尝试。在阅读之时，有感而生，写序为志。

中国工程院院士

山东第一医科大学终身教授

山东第一医科大学附属青岛眼科医院院长

谢立信

谢立信

2020年3月

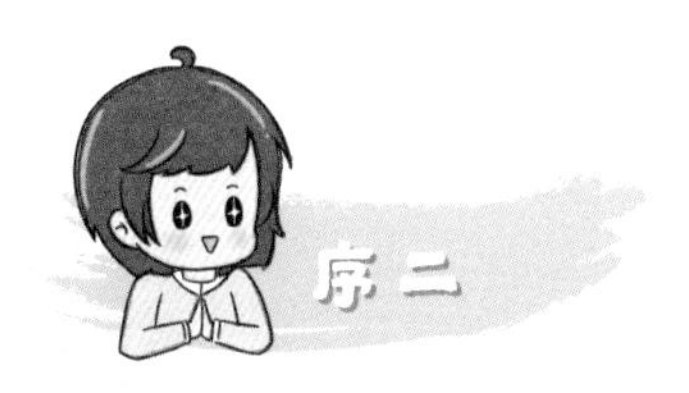

干眼是眼科最常见的疾病，其全球发病率为 16% ~ 21%，因干眼而就诊的患者已占所有眼科患者的 35% 以上。虽然干眼已到达如此高的发病率，但人们对其认识仍然不足，即使是眼科医师，也是近年来才开始关注干眼发病的广泛性以及对于患者生活质量的影响。广大患者对干眼的认识更加有限，存在不同程度的轻视或者恐惧。因此，我们很需要一本关于干眼的科普读物，这样才能使大家认识干眼，从而更好地预防、治疗干眼。

曾庆延教授告诉我，她的团队编写了《干眼勿扰》，这是一本关于干眼的科普漫画，希望我能作序。曾教授是干眼领域的著名专家，具有非常丰富的临床经验，而且在干眼领域开创了多个新模式。看完她寄给我的稿件后，我感觉眼前一亮，她对于专业的理解、创意与用心，使得此本漫画科普读物不仅具有很好的专业性，也具有很好的可读性，我很高兴向大家推荐此书。

厦门大学眼科研究所所长

亚洲干眼学会主席

刘祖国

2020 年 3 月

干眼古已有之，中医称为“干涩昏症”或“神水将枯症”。现代社会中，由于电子产品的广泛使用、环境污染、人口老龄化等诸多原因，干眼发病率呈日益上升的趋势。在中国，其发病率更是高达 21%～30%。干眼是一种慢性疾病，轻度干眼易为人们所忽视，但任之发展会影响患者的生活质量和工作效率，严重时则会导致视功能障碍，甚至失明。

作为一名从事角膜及眼表专业 20 年的医生，我在日常工作中常会看到这样一些深为干眼所困扰的患者，在给他们治疗、帮助及安慰的同时，也深感应该多做一些科普工作，于是萌生了编写一本有关干眼科普书的想法，以期能够让更多人了解干眼的成因与危害，预防干眼的发生，一旦患了干眼能尽早接受正规诊疗，获得更好的治疗效果。

如何编写一本大众喜闻乐见的科普书成了我一直思考的问题，恰巧发现身边有位同事，是精灵可爱的漫画爱好者——潘莉，她整天对着电脑工作，干眼之疾也时常困扰着她，于是我们一拍即合，开始了合作之旅。经过反复构思与推敲，耗时近一年时间，终于完成了这本《干眼勿扰》。希望本书所表述的活泼、生动、易懂的内容，能够帮助您在轻松一笑中掌握爱眼与护眼的知识、摆脱干眼困扰，拥有一双健康清润的明眸！

在本书出版之际，由衷地感谢孙旭光教授对我的指引、支持和对本书的悉心指导！

感谢我的导师谢立信院士一直以来对我的培养、关爱和提携！感谢刘祖国教授对我的关心、帮助和鼓励！感谢爱尔眼科这样一个让众多年轻人成长的舞台！感谢给予我无私帮助的所有领导、师长和同事们！

最后，特别感谢一直默默付出、全力支持我的家人们！

曾庆延

2020 年 3 月于武汉

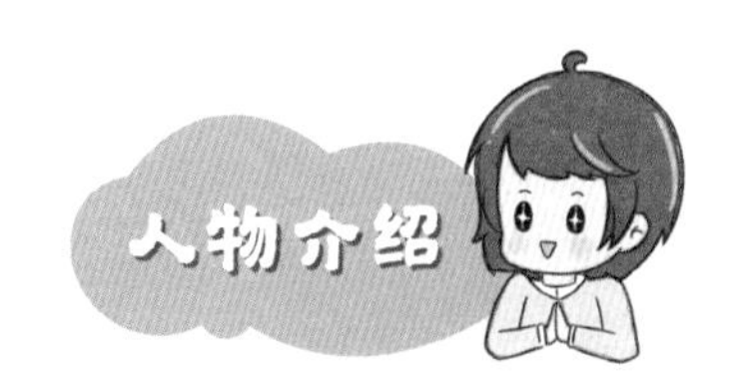

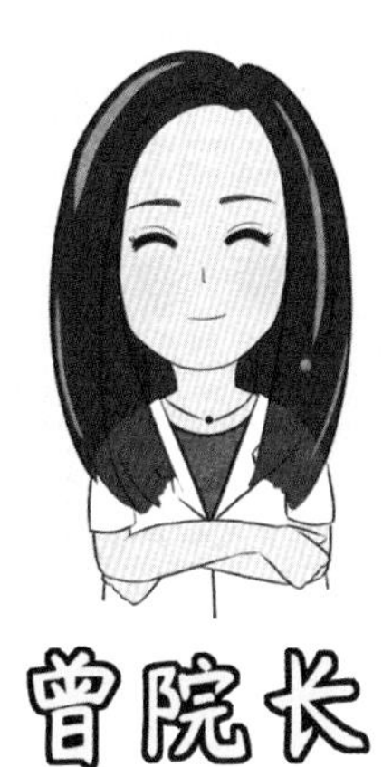

博士，主任医师，
角膜及眼表专家，
眼科医院院长。

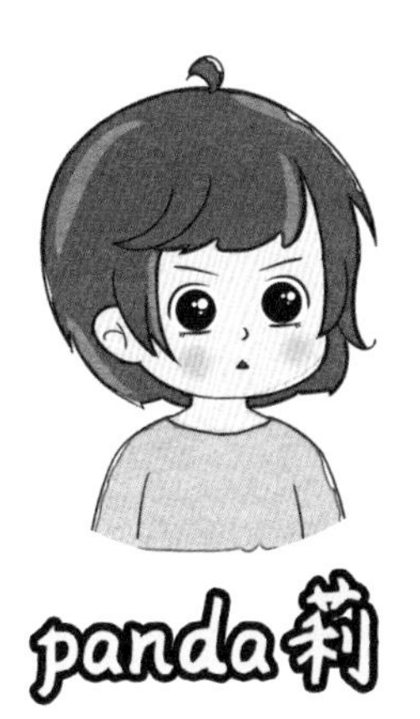

宣传干事，
眼科“小白”学习中……

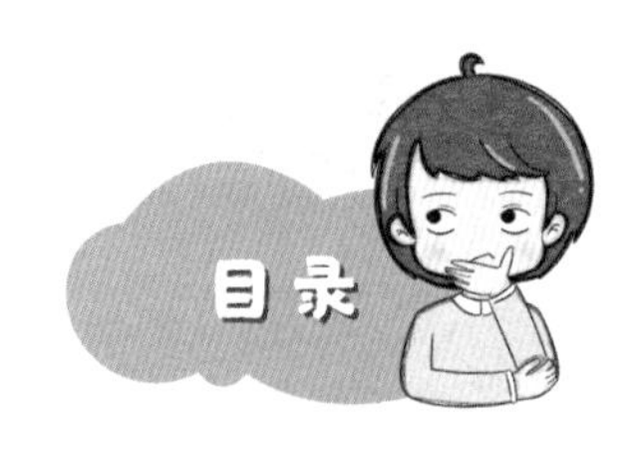
目录

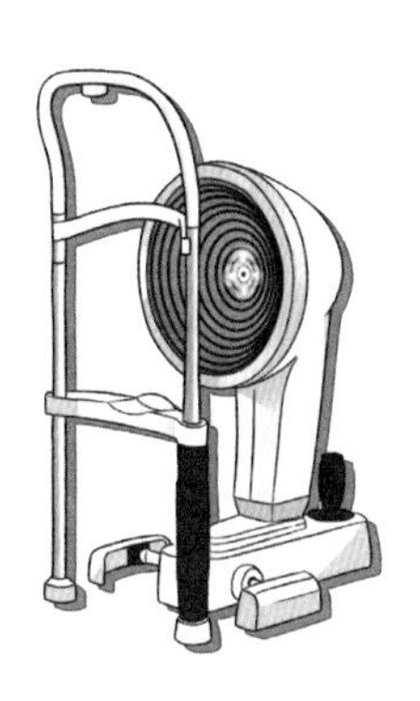

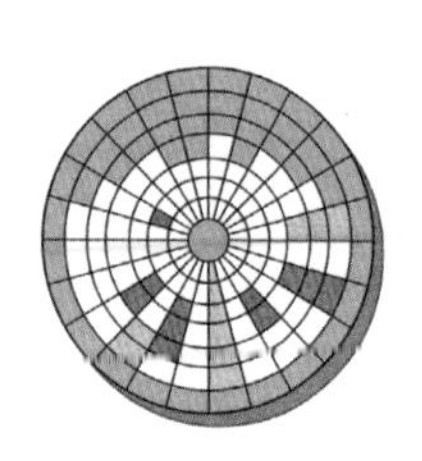

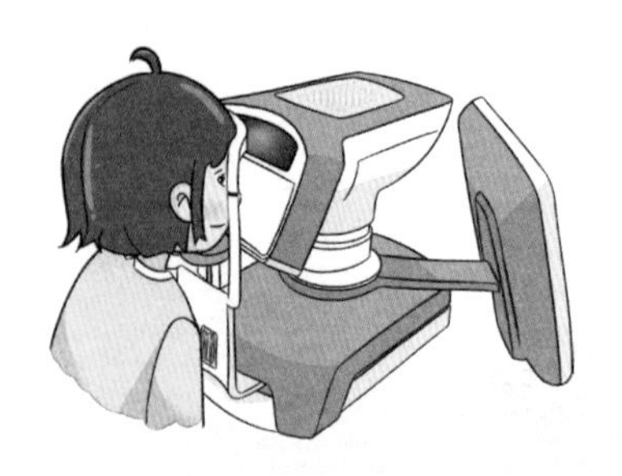

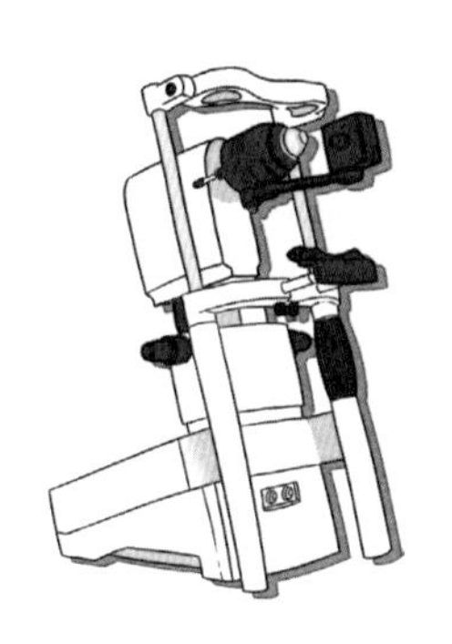

护眼和护肤一样重要呀

我有一双“激光眼”

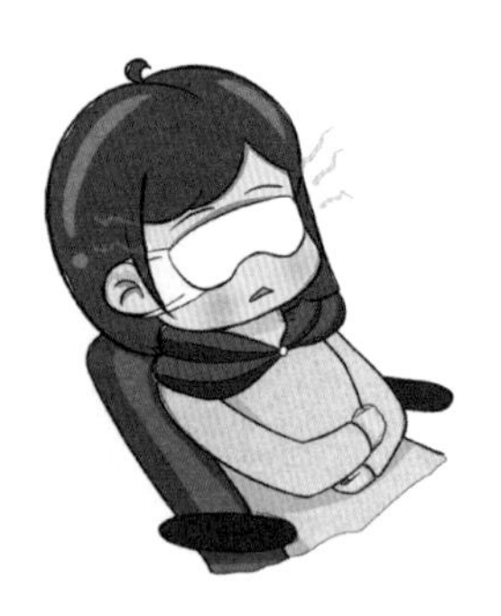

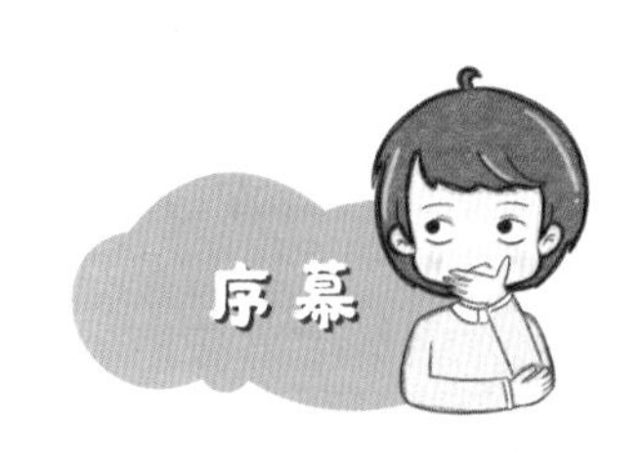

我一个眼科“小白”，
为什么会在眼科医院上班，
是因为……

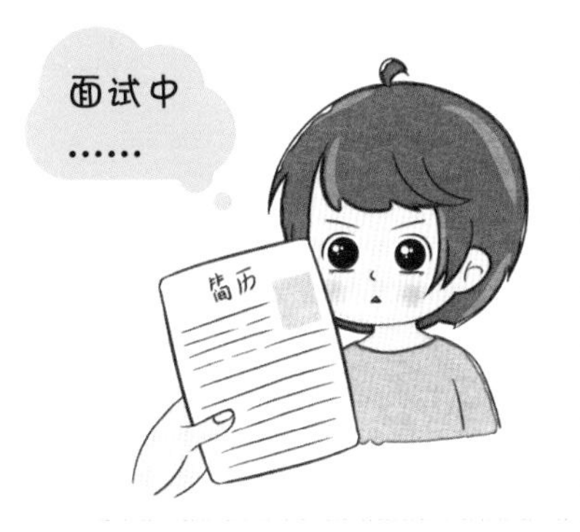

你没有什么医疗从业经验啊，你为什么应聘这个岗位呢？

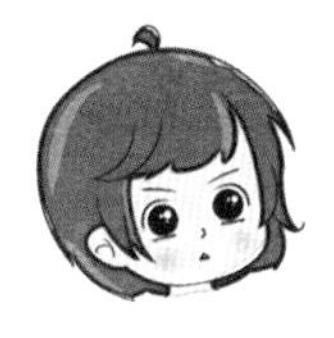

医疗宣传很多是从医生专业角度讲解的，普通大众经常看不懂，我这种眼科小白就代表了这部分人，如果我能在医院弄懂了，并且以我理解的方式宣传出去，大家不是更容易懂吗？

你这么说的话……

拿到入职号码牌！

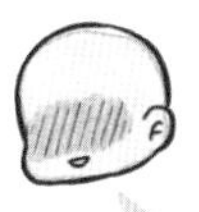

我把面试官说服了，哈哈哈哈哈！

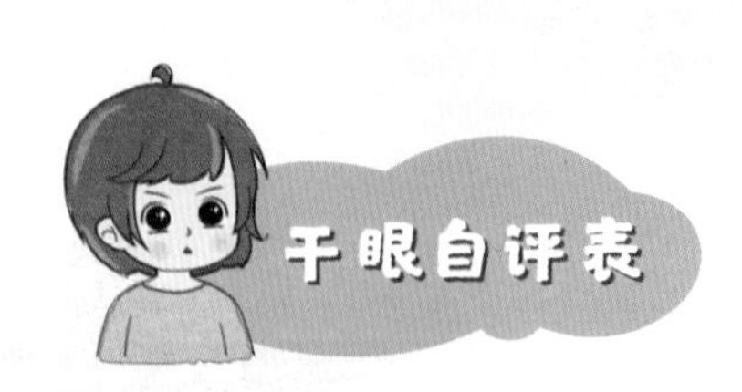

年龄		
小于 25 岁	男（0 分）	女（0 分）
25～45 岁	男（1 分）	女（3 分）
超过 45 岁	男（2 分）	女（6 分）

1. 您是否接受过包括眼药水在内的干眼相关治疗?

是（6 分）　不是（0 分）　不确定（0 分）

2. 您是否有过下述的眼部症状?

（有，跳转问题 3；没有，跳转问题 4）

疼痛　眼痒　干燥　沙粒感　烧灼感

3. 这些眼部症状发生的频率是怎样的?

偶尔（0 分）　间歇性（1 分）　时常（4 分）　总是（8 分）

4. 您觉得眼睛对香烟、烟雾，空调和暖气特别敏感吗?

是（4 分）　有时候（2 分）　不是（0 分）

5. 您在氯化物消毒过的水中游泳时眼睛是不是容易发红和有刺激感?

是（2 分）　有时候（1 分）　不是（0 分）

6. 饮酒后眼睛是不是发干和有刺激感?

是（2分）　有时候（1分）　不是（0分）

7. 您使用下列药物吗?

①抗组胺眼药水　②利尿药　③安眠药　④口服避孕药

使用上述①到④中的1种或1种以上的，均为2分

⑤消化道药　⑥降压药　⑦其他药物

使用上述⑤到⑦中的1种或1种以上的，均为1分

8. 您患有关节炎吗?

是（2分）　不是（0分）　不清楚（0分）

9. 您是否有口、鼻、咽喉的干燥感?

从不（0分）　有时候（1分）　时常（2分）　总是（4分）

10. 您患有甲状腺疾病吗?

是（2分）　不是（0分）　不清楚（0分）

11. 您是否发现自己睡觉时眼睛没有完全闭合?

是（2分）　不是（0分）　不清楚（0分）

12. 您睡醒后是否出现眼刺激感?

是（2分）　不是（0分）　不清楚（0分）

自评总分 ______分。如果超过14分，您可能有干眼。

第1幕

同样是熬夜

为什么差距这么大

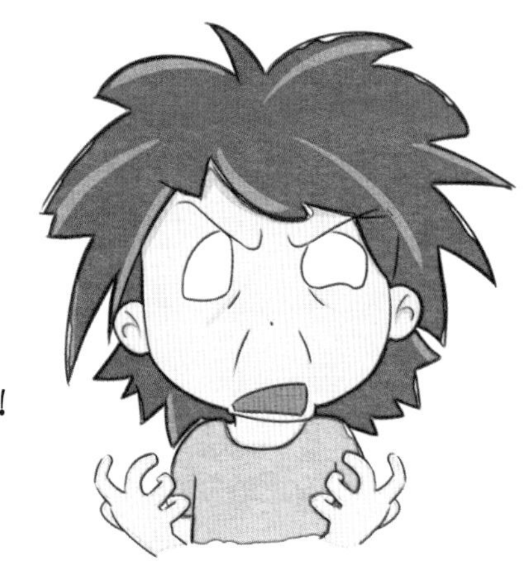

某天，
我和同事加班赶稿，
并和曾院长确认稿件。

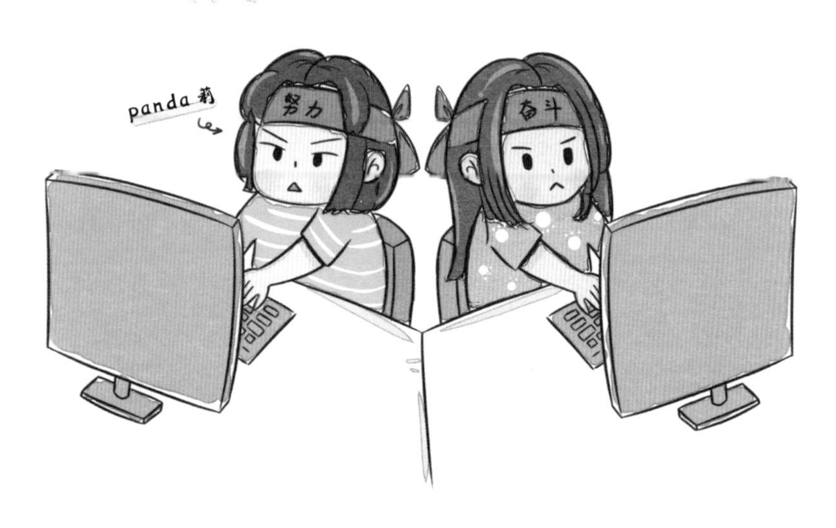

于是曾院长说……

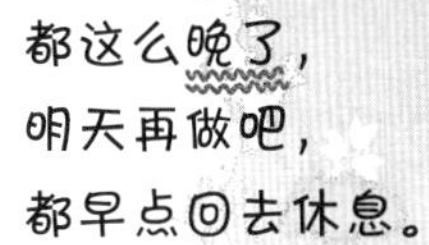

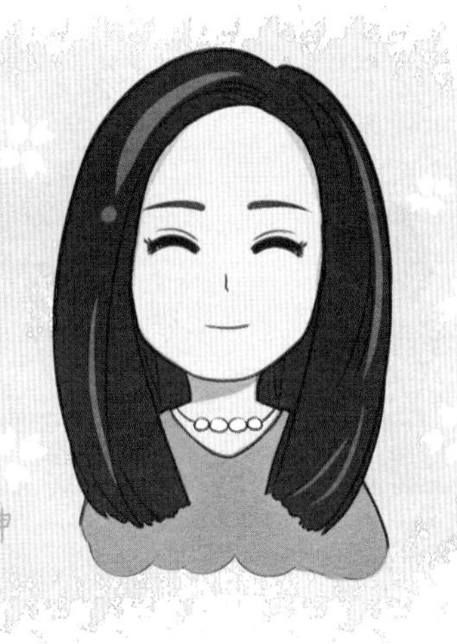

但是，
这个提议被我和同事
毅然决然地拒绝了！

不！
院长我们可以的！

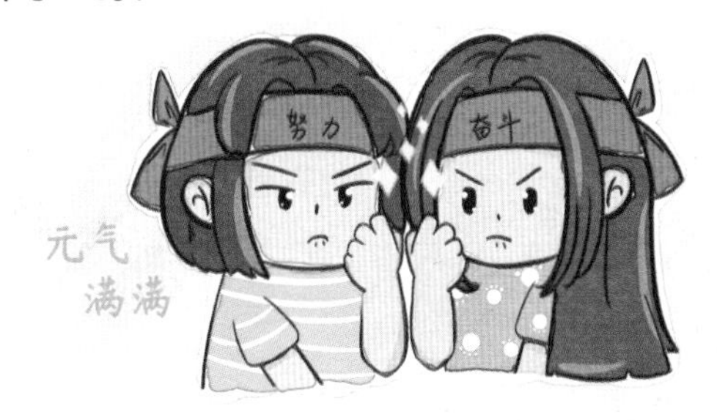

我们的口号是：不弄完不下班！

脑补曾院长的反应一定是这样的

唉！
看来今天又不能
23:30 前睡觉了。
超想
睡觉

现实中曾院长的反应一定是这样的

同事们这么积极，
我真的太感动了，
好吧，一起干吧！

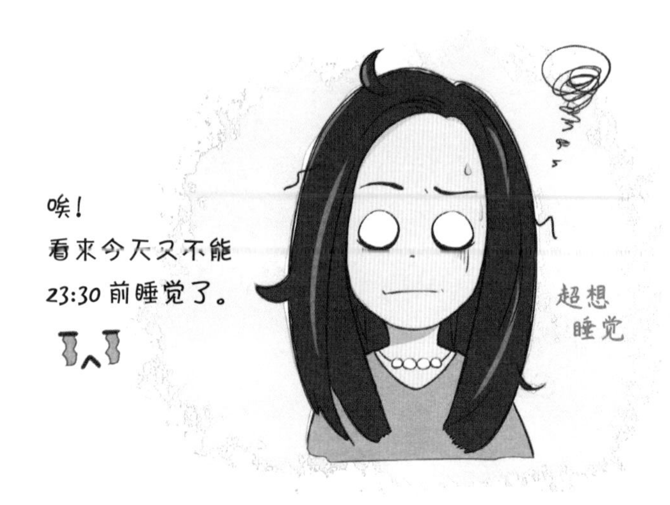

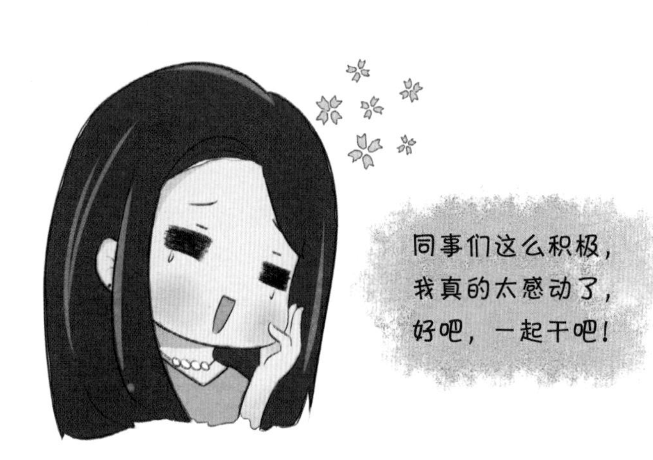

于是“夜猫三人组”加班到凌晨。

结果第二天，我觉得我“废”了。

后遗症三联

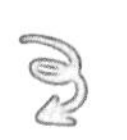

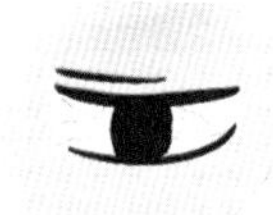

后遗症一：睁不开干涩的眼睛

后遗症二：黑眼圈

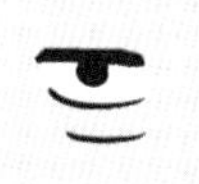

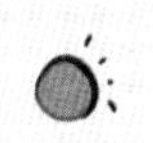

后遗症三：脸上的痘痘

以及没吹干就睡的炸裂发型。

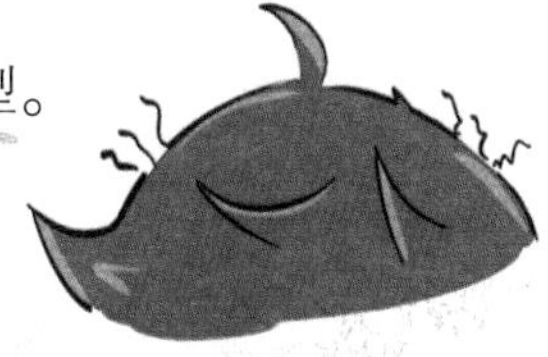

于是镜子里面的我是这样的

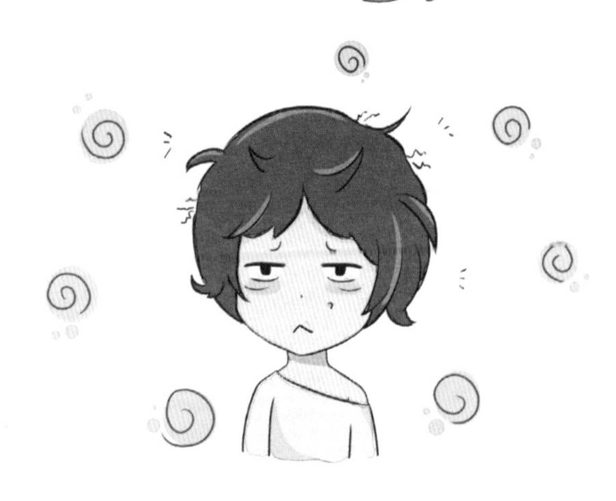

啊啊啊啊！
我听到了，
床对我的呼喊！
我感受到，
我眼皮的挣扎！

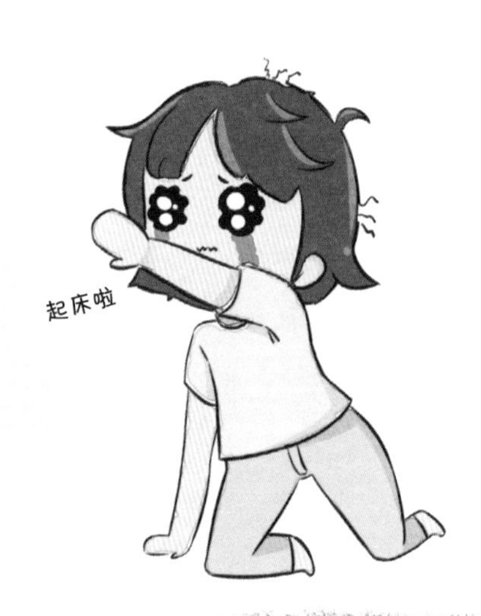

眼睛干涩得已经无法支撑我了！

最后因为~~穷~~热爱工作，

我还是“积极”地去上班了。

早

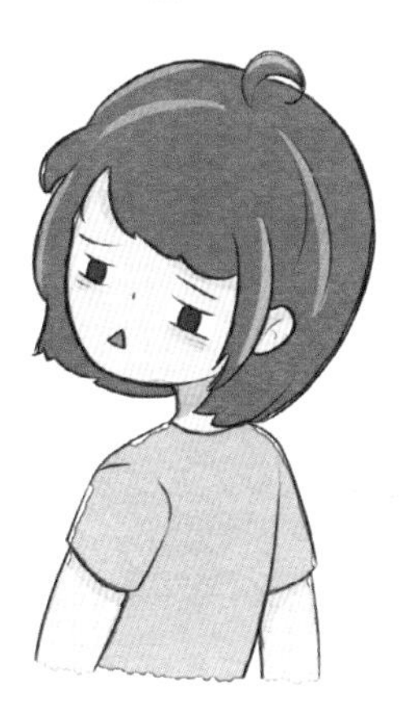

嗯？早！

嗯！

开什么玩笑！

Are you kidding me?

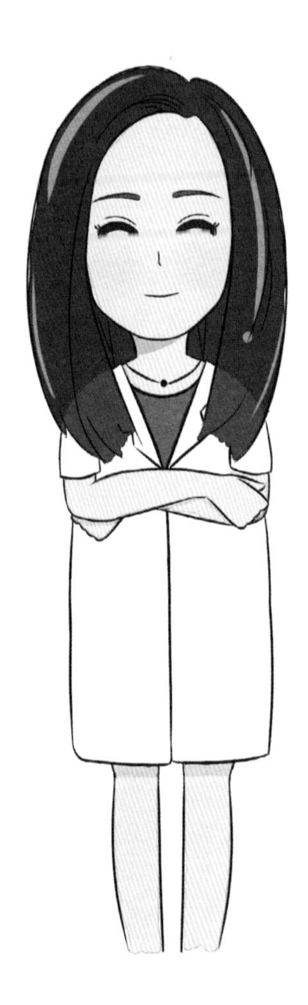

早

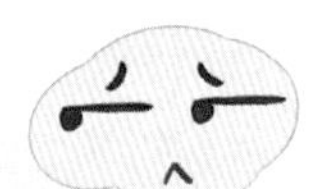

狐疑

为什么曾院长
的画风
和我不一样！

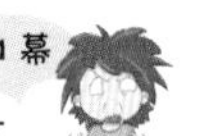

我一定是遇到一个假院长
6666
厉害了我的院长
开挂了吗 扎心了老铁
院长你眼睛好有神
一定是遇到一个假
6666 昨天晚上
说好的年轻真好呢
我这么年轻
院长果然是女神

院长这是开挂了吗
院长是我女神
骗人的
这是开挂
坑我呀
厉害了我的院长
骗人的
昨天晚上和我一起
加班的真的是院长吗
她不累吗

感觉不是身体疲劳而是眼睛的疲劳。

你看起来很疲倦啊。

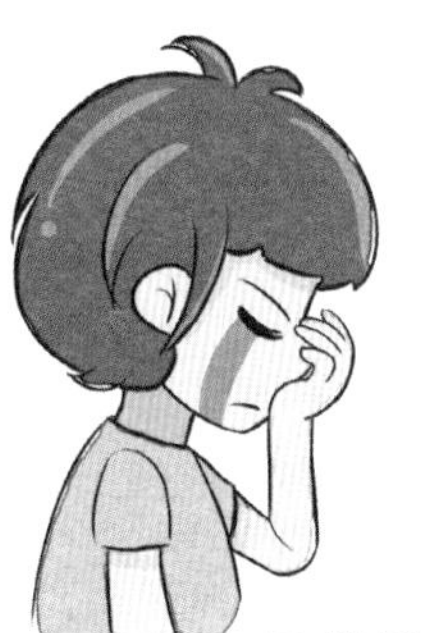

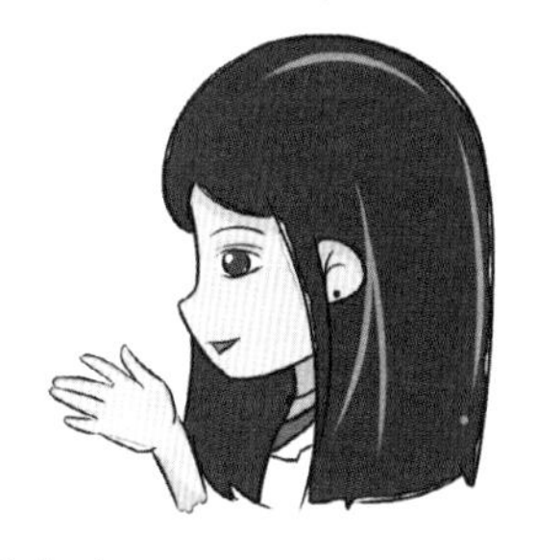

同样是熬夜看电脑，
我的眼睛满满的干涩感，
为什么院长你的眼睛却是水汪汪的？

如果眼睛干涩难以睁开，
或者是觉得有异物感，
像你这种经常对着电脑、手机的人，
长时间出现这种不适，是干眼哟。

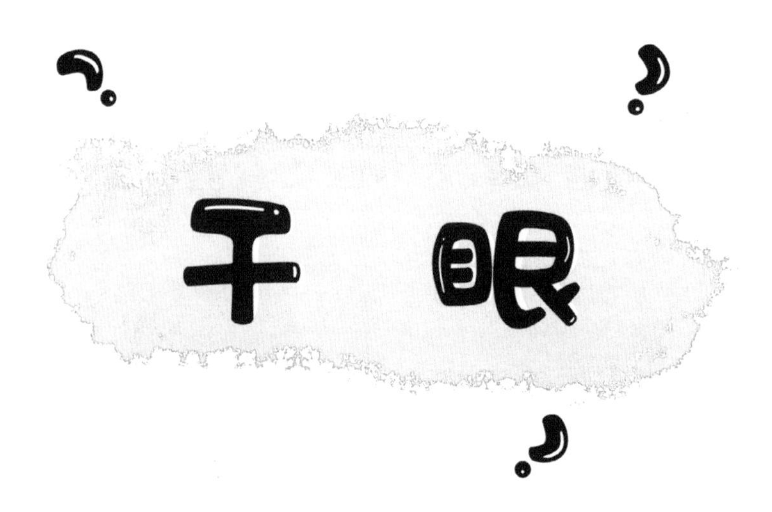

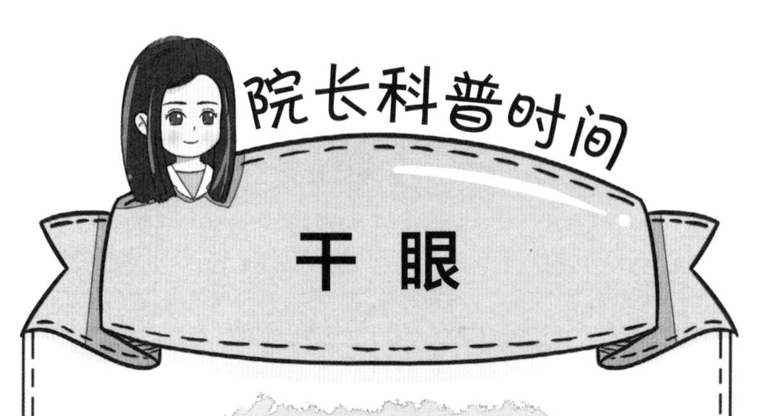

什么是干眼

干眼是泪膜不稳定，并伴有眼部不适症状的多因素眼表疾病。

干眼有什么症状

眼睛干涩、畏光畏风、发红发痒、眼皮沉重、分泌物过多、视物模糊、有异物感、流泪。

这些症状我还是有一点的，泪膜是什么？
是眼睛里面的眼泪水吗？

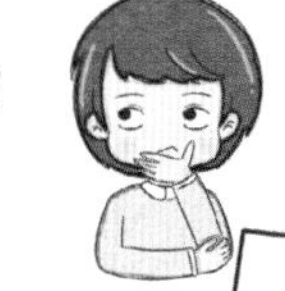

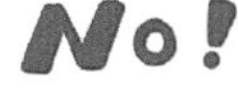

院长科普时间

什么是泪膜

泪液在眼球表面均匀地分布，形成一层液体的薄膜，在医学上叫泪膜。

泪膜是非常薄的，中央泪膜厚度为 2～5.5 微米，是头发丝直径的 1/20～1/10。

泪膜自内向外分为三层，分别是

黏蛋白层、水液层和脂质层。

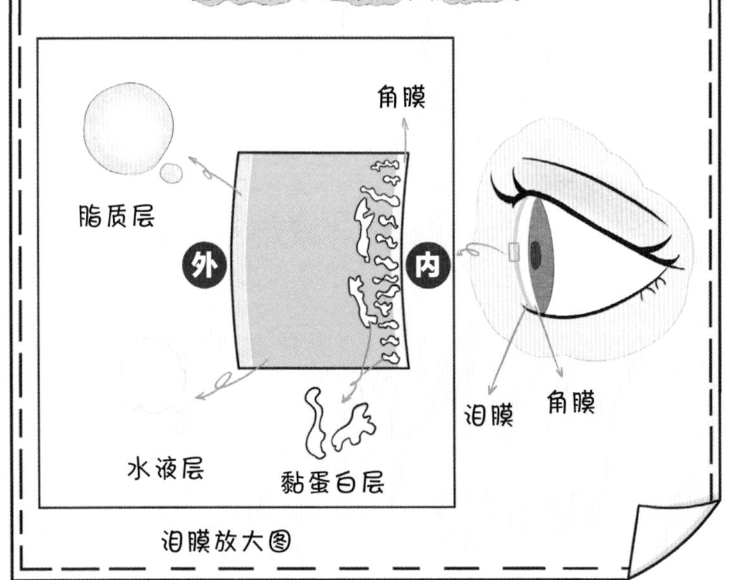

泪膜放大图

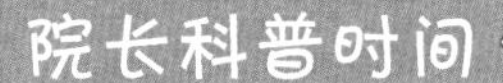

黏蛋白层

黏蛋白主要由结膜杯状细胞分泌。

分泌黏蛋白

跨膜黏蛋白

黏蛋白可以稳定泪膜，让泪膜更好地附着在眼球表面。

黏蛋白层的作用

可以增加泪膜的表面张力和黏性，抵御病原菌的入侵。

院长科普时间

水液层

水液由泪腺分泌产生。

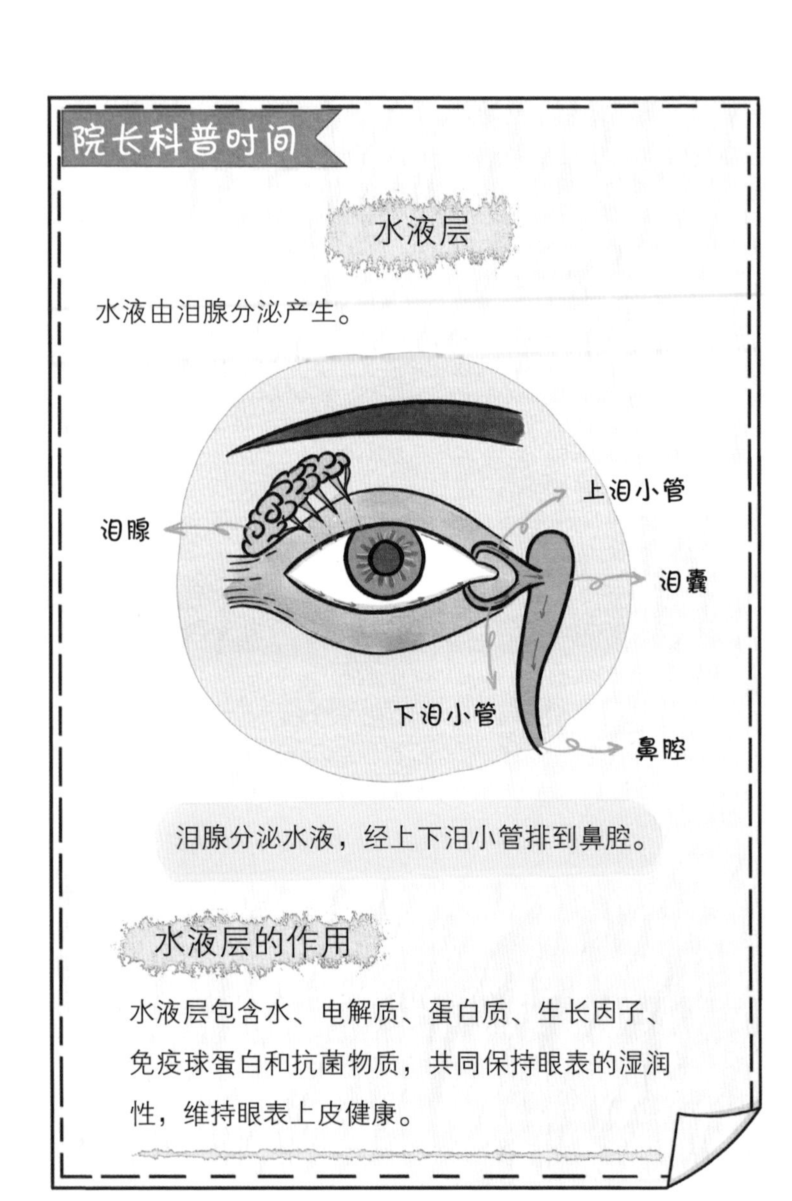

泪腺分泌水液，经上下泪小管排到鼻腔。

水液层的作用

水液层包含水、电解质、蛋白质、生长因子、免疫球蛋白和抗菌物质，共同保持眼表的湿润性，维持眼表上皮健康。

院长科普时间

脂质层

脂质由位于上下眼皮中的睑板腺分泌，睑板腺开口位于睑缘。

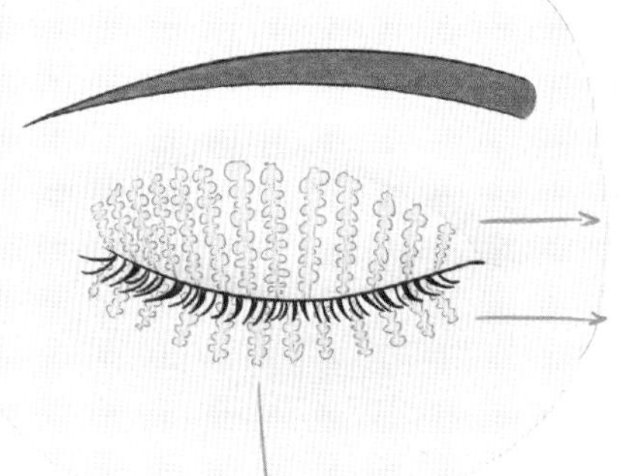

脂质层的作用

可以防止泪膜水液层的蒸发，防止泪液外溢，并可能有潜在的抗菌作用。脂质的含量和质量共同维持脂质层正常功能的发挥。

院长科普时间

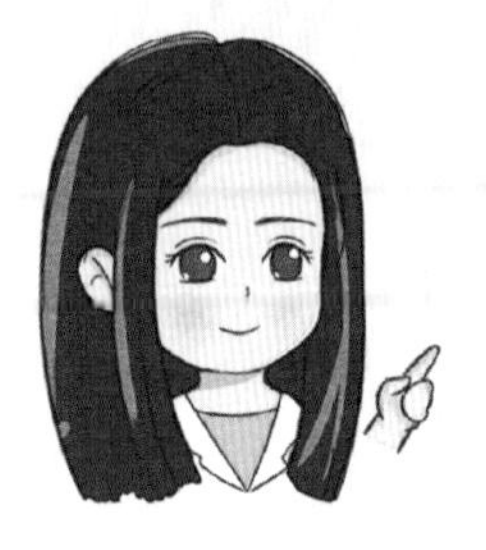

以上任何一个层面的质或者量出现问题均会导致泪膜不稳定，造成眼睛不舒服或视功能下降，这就是干眼。

不同层面所出的问题导致的干眼类型也不一样哦。

干眼的分型

（以下为2013年中国干眼专家共识采用的分型）

水液缺乏型

由于水液性泪液生成不足和/或质的异常而引起的干眼。

蒸发过强型

由于脂质层质或者量的异常而引起，如睑板腺功能障碍（MGD）、睑缘炎或眼睑异常引起蒸发增加等。

院长科普时间

黏蛋白缺乏型

为眼表上皮细胞受损而引起，如药物毒性、化学伤、热烧伤对眼表的损害及角膜缘功能障碍等。

泪液动力学异常型

由泪液的动力学异常引起，如瞬目异常、泪液排出延缓、结膜松弛等。

混合型

为以上两种或两种以上原因引起的干眼。即使患者是单一类型干眼，如治疗不及时，最后也会发展成混合型干眼。

2017年第2版国际干眼工作报告（DEWS Ⅱ）将干眼简化分为三种类型：水液缺乏型、蒸发过强型、混合型。

研究表明，蒸发过强型干眼比例最高。

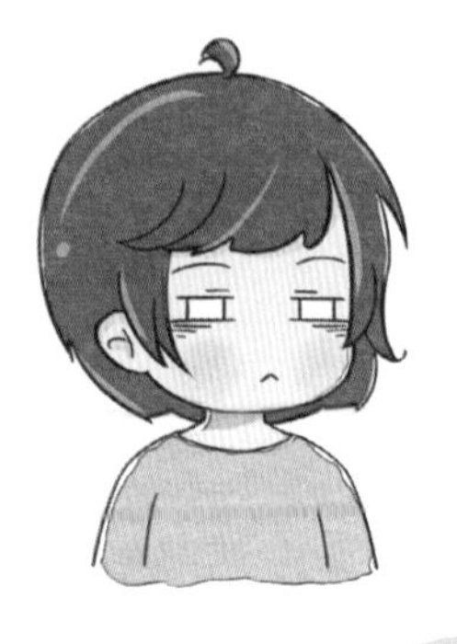
那我现在该怎么办？
这样的状态我很惆怅啊……

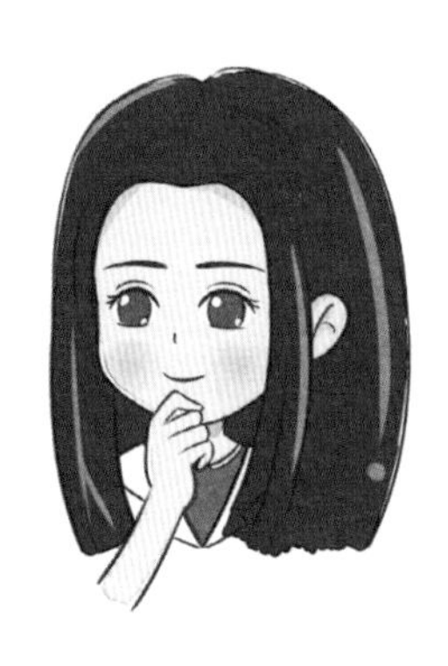
如果只是偶尔熬夜出现干眼这种情况，可以先好好休息、热敷一下，或者滴一点人工泪液，我平时也会滴的哦。

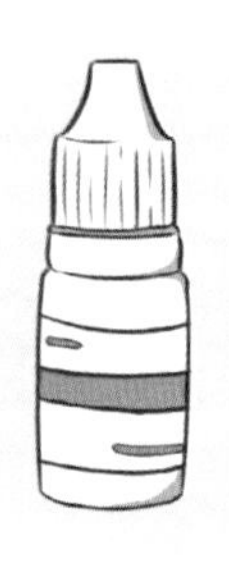
人工泪液

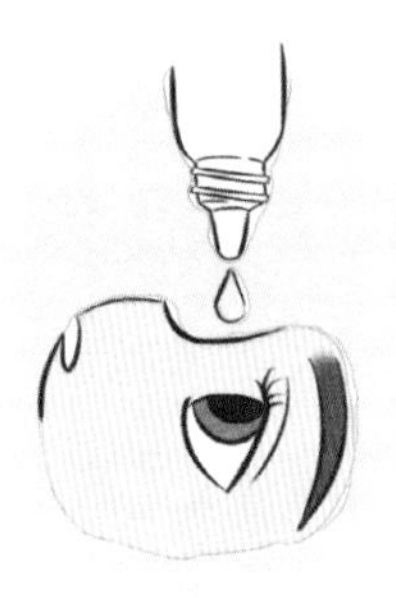

如果休息和人工泪液

已经无法缓解你眼睛干涩的情况，

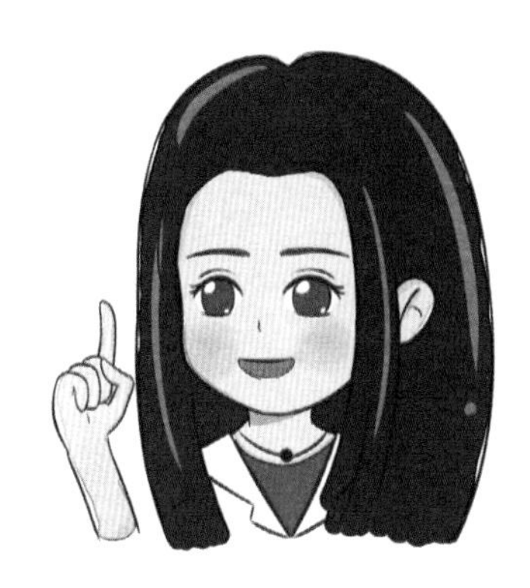

盯！

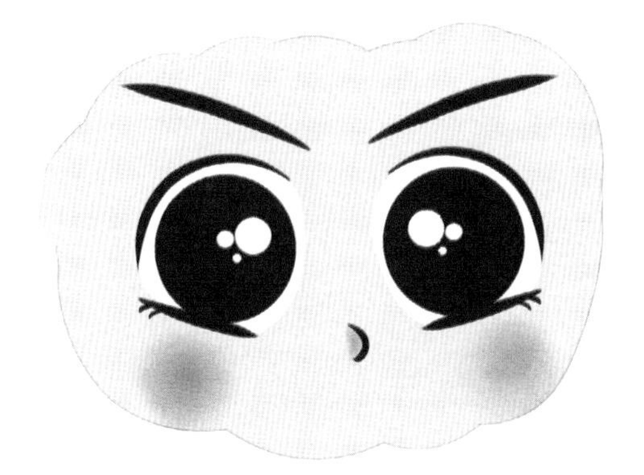

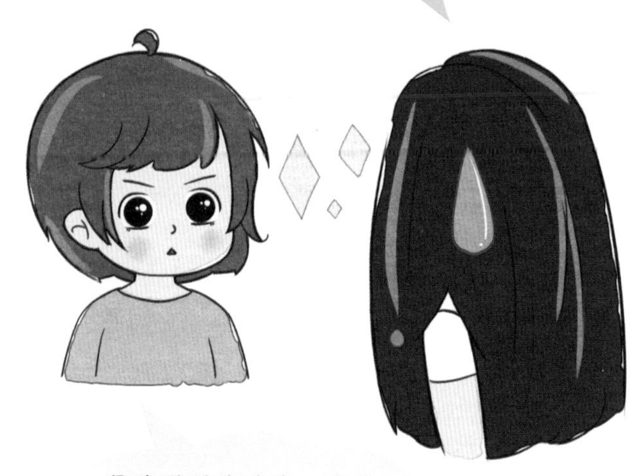

是你说看你的嘛，院长。

我的意思是
持续干眼就要看医生！
唉！

呃……

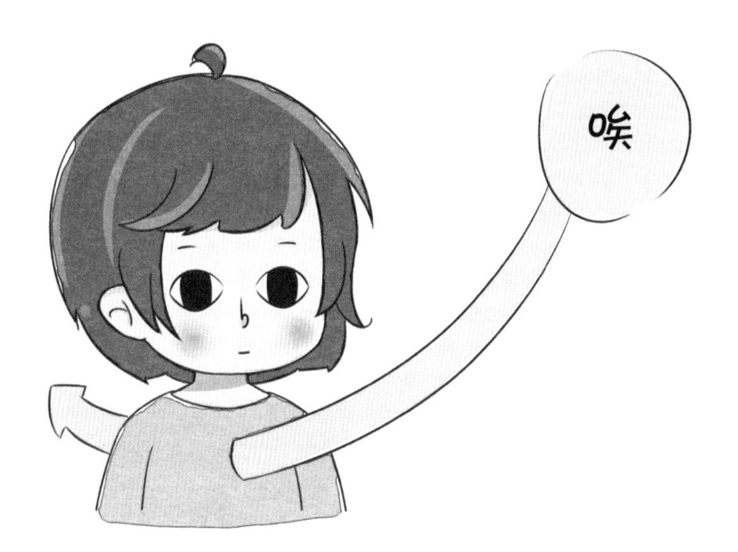

院长，
你“唉”是什么意思啊？

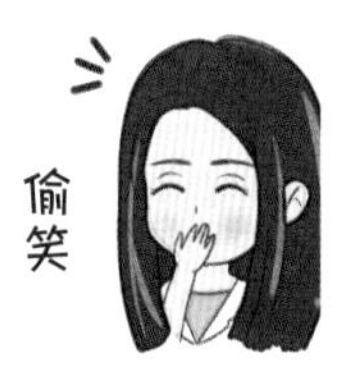

第2幕

我油光满面

你居然说我缺油

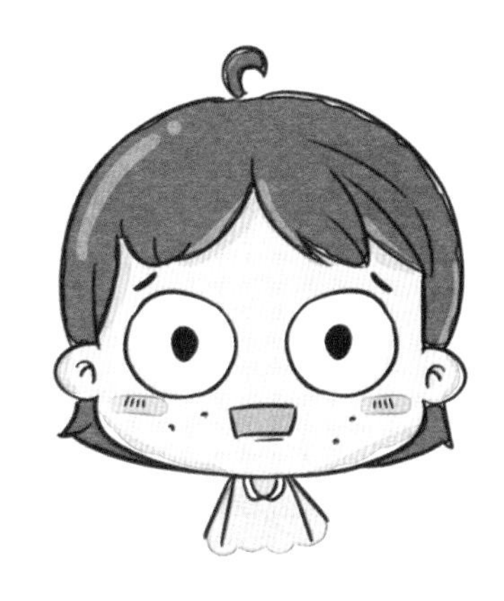

目瞪口呆

眼睛不舒服……曾院长又超忙，偶遇怕是很困难了，唉。

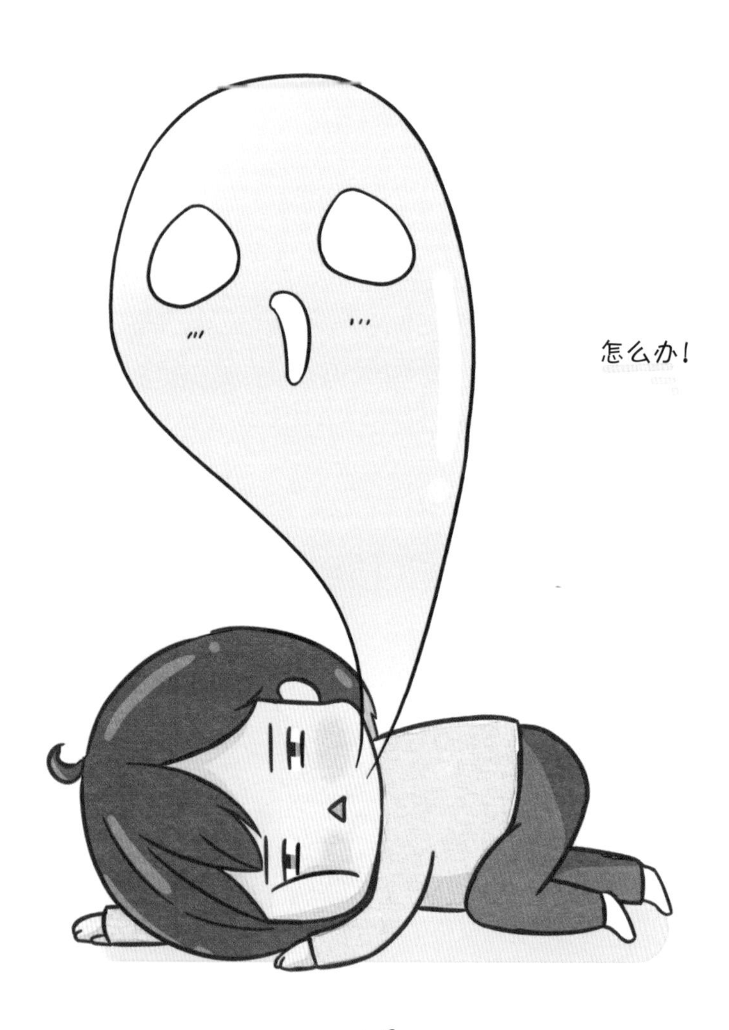

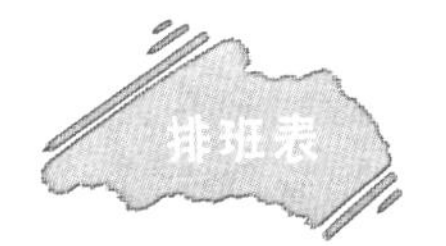

角膜眼表门诊排班表

专家＼星期	一		二		三		四		五		六		日	
	上	下	上	下	上	下	上	下	上	下	上	下	上	下
曾院长★	✓	✓			✓									
周医生☆			✓	✓	✓	✓	✓	✓	✓	✓	✓	✓		
谌医生	✓	✓	✓	✓			✓	✓	✓	✓	✓	✓		
王医生	✓	✓	✓	✓	✓	✓	✓	✓					✓	✓

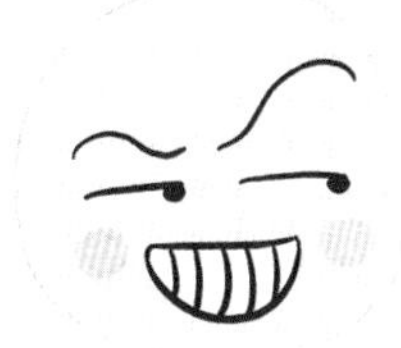

好！
今天是星期三，
一定可以堵到院长。

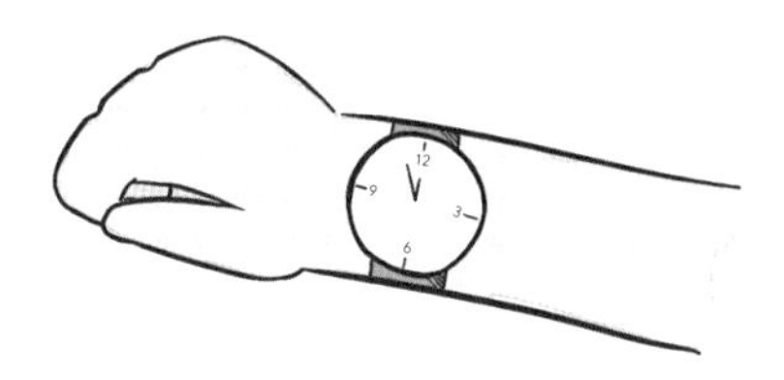

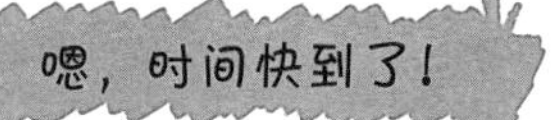

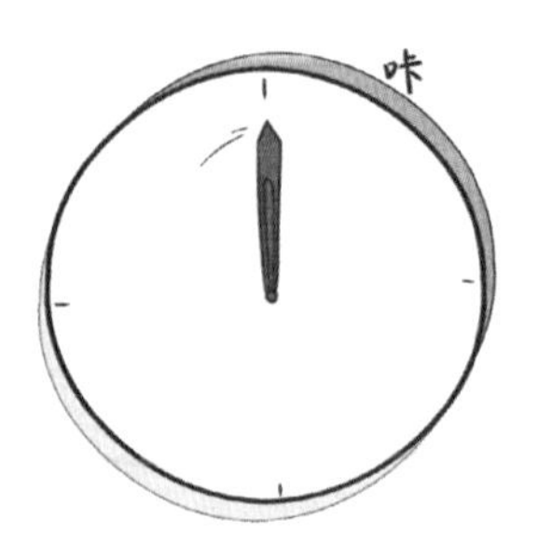

中午 12 点整!

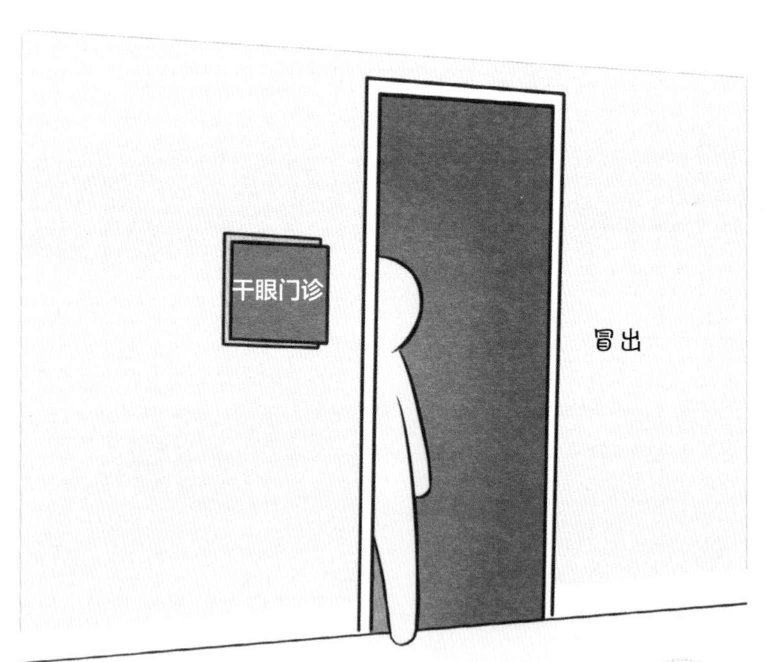

哈哈，出来了!

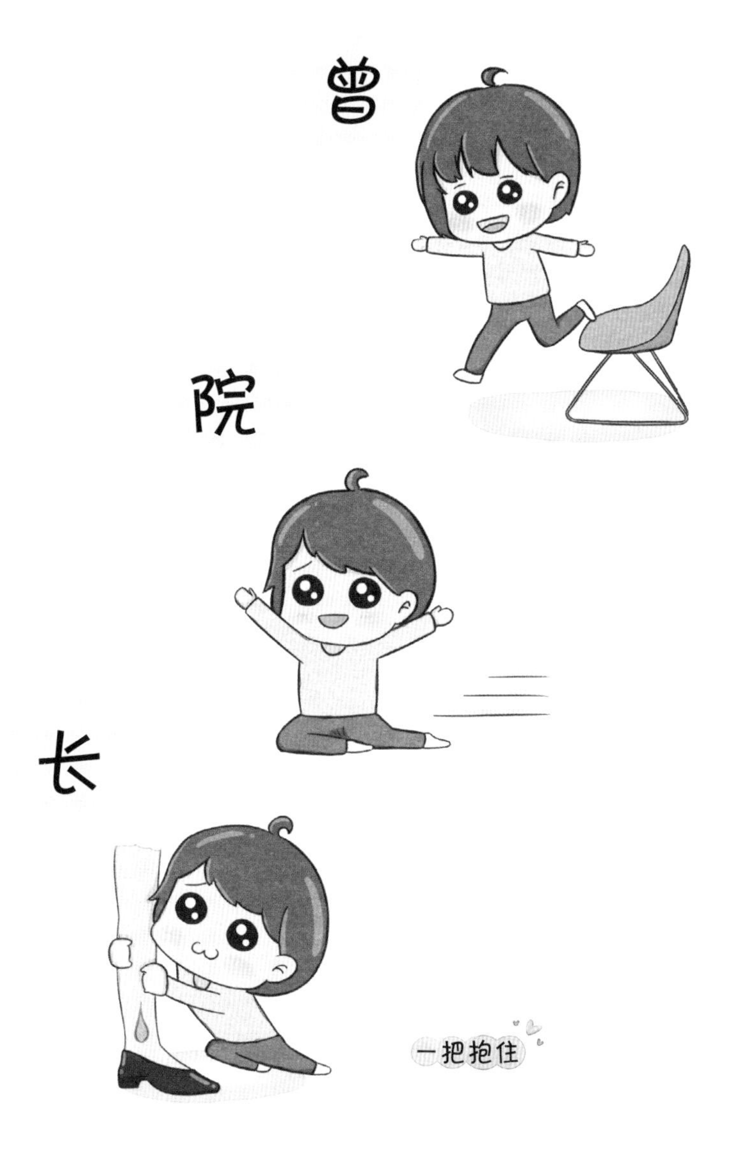
曾
院
长
一把抱住

●●●●●●

哈哈
自己医院的，
自己医院的，
不能气、不能气……
有患者！
干眼病历
偷笑
完了，
眼睛还没看，
我觉得
我先把自己的
工作抱没了……

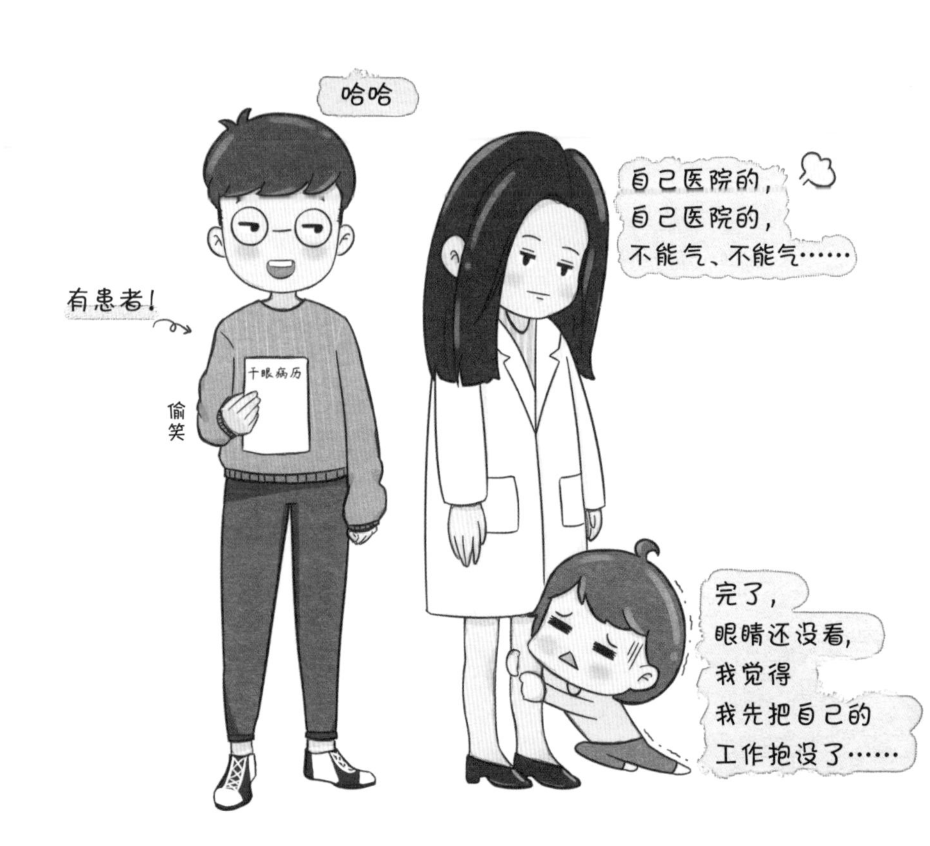

大写的尴尬

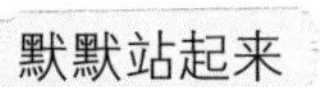

回到位置上继续等院长的我

很消极

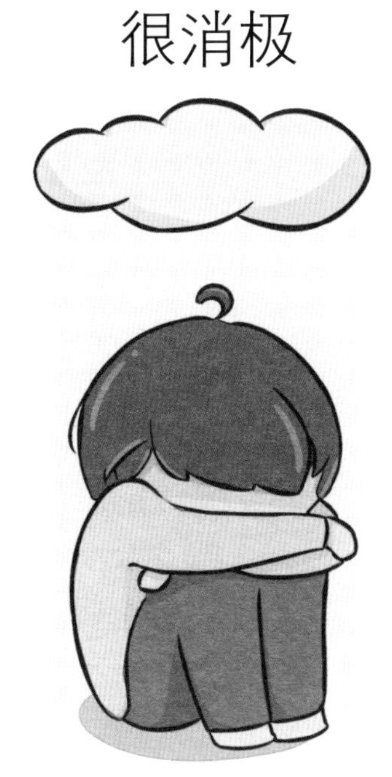

为我的职业生涯
深度堪忧中……

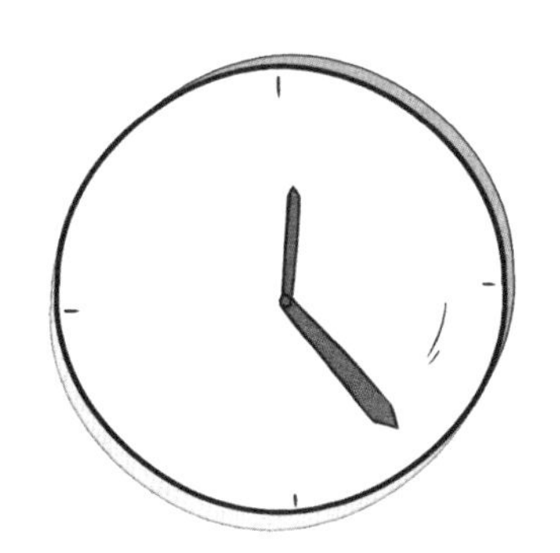

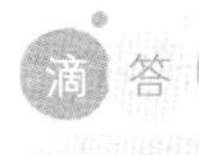

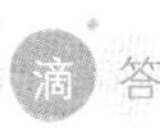

20 分钟过去了……

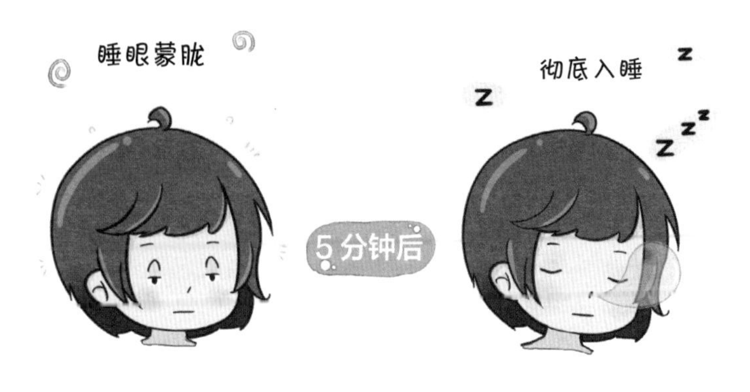

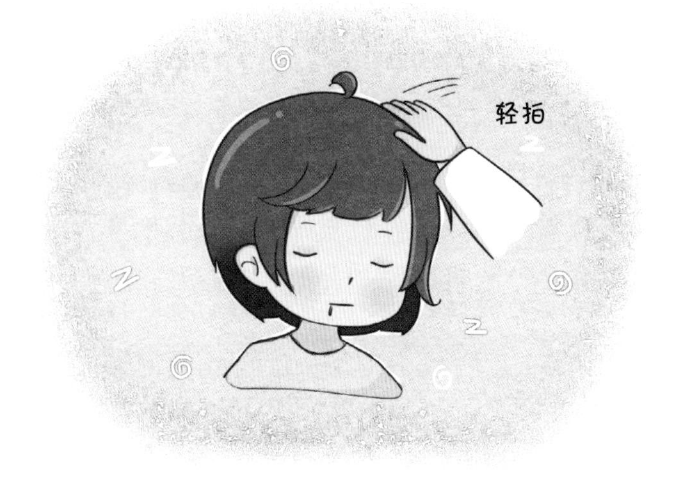

嗯？

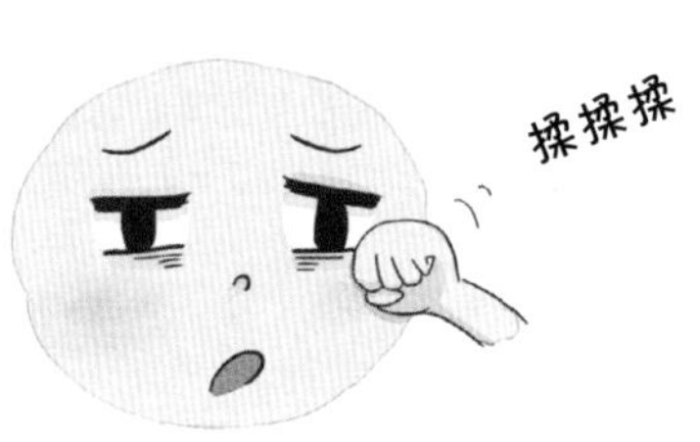

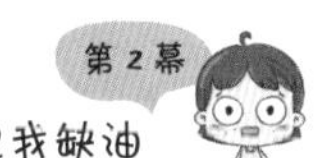

啊啊啊啊啊！

曾院长，
我的眼睛要干炸了！

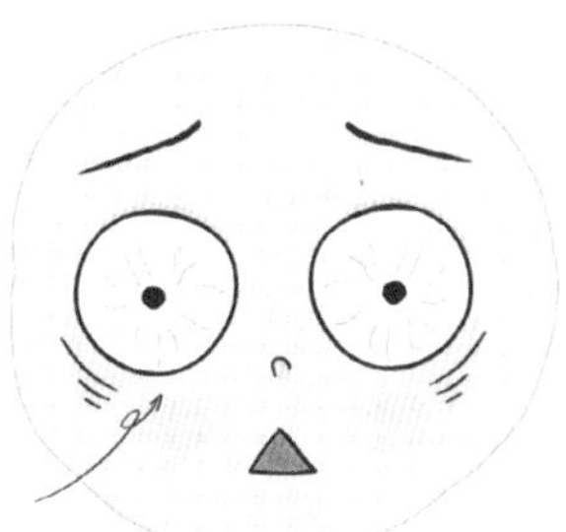

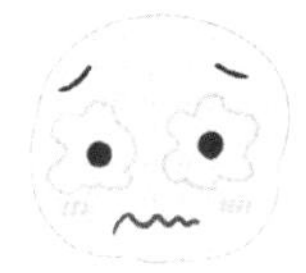

你说的热敷、滴人工泪液，我都照做了，开始还有点效果，但熬夜几天后，觉得这些方法完全无效了。

别急，别急，
你下午先做个全套检查，
看看你干眼的类型和程度，
我们可以对症治疗。

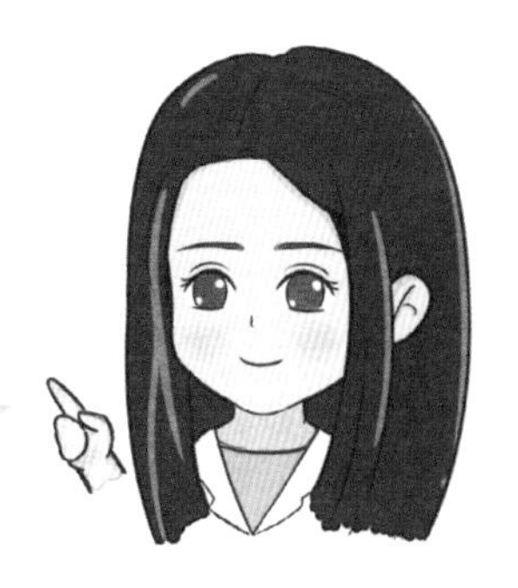

干眼全套检查项目

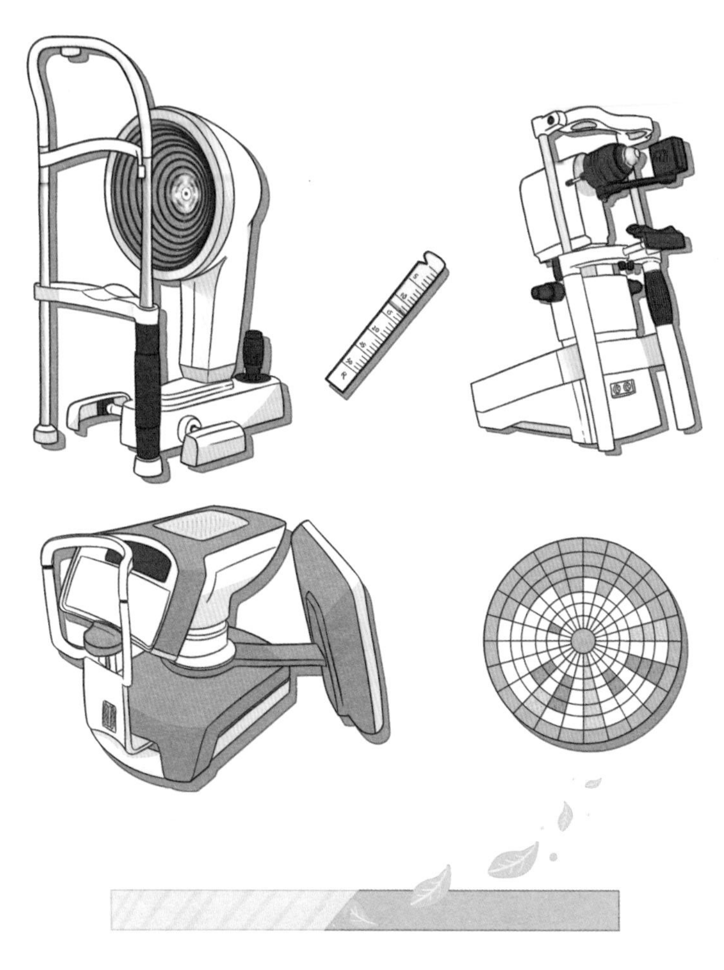

流程加载中……

第一步

LIPIVIEW检查

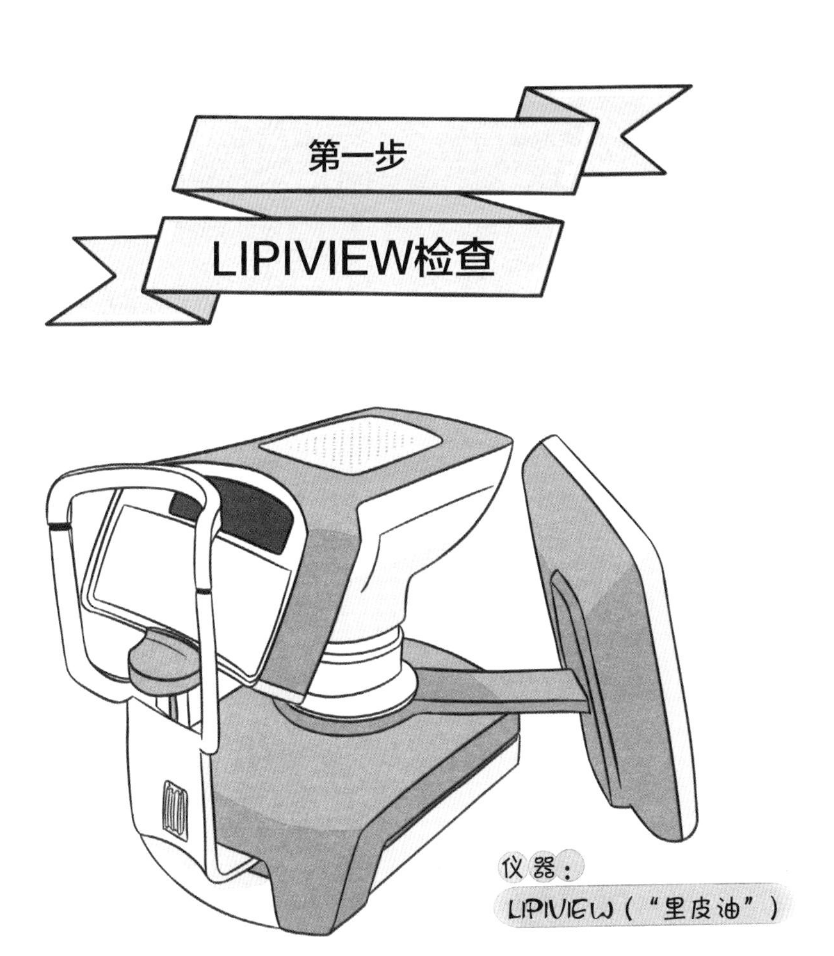

它可以精确测量泪膜中脂质层的厚度和不完全眨眼的频率。

不完全眨眼

我们的眼睛是通过正常眼睛睁闭将睑板腺内的油脂排出来，和水液、黏蛋白等一起形成一层均匀的泪膜，保护着眼表。

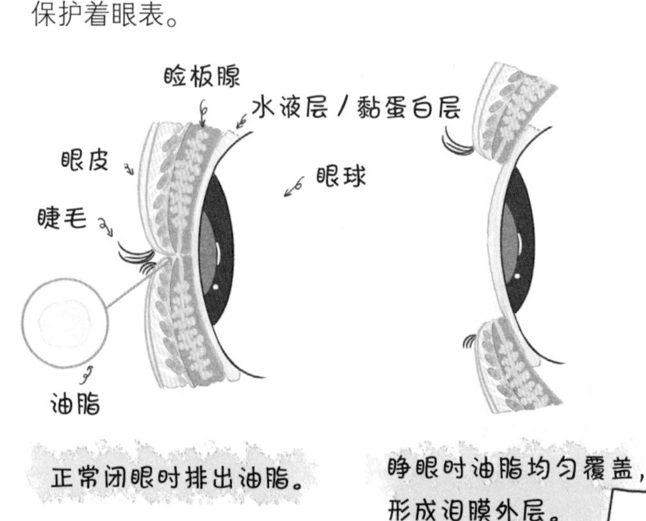

院长科普时间

眨眼时眼睛没有完全闭合称为

不完全眨眼

如果眨眼不完全，泪膜形成就不完整，眼睛就很容易干及受伤。

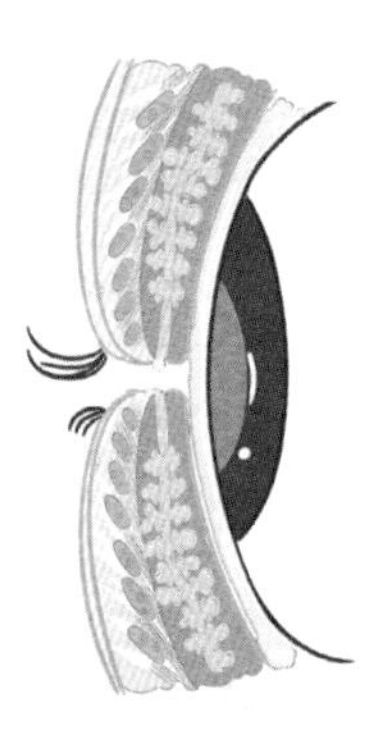

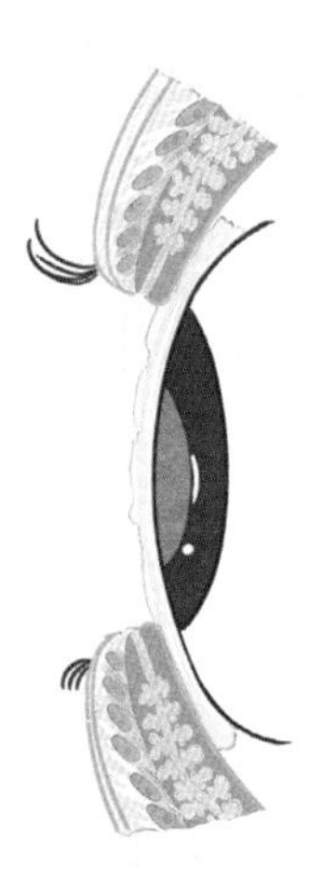

眼睑未完全闭合，油脂无法正常排出，泪膜不能正常涂布。

油脂无法均匀覆盖眼表，泪膜不完整。

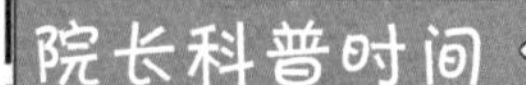

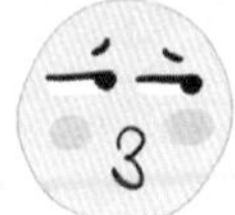

为什么会不完全眨眼呢?

一般情况下都不会发生这种情况吧。

有的是因为习惯，还有就是长期使用电脑及驾驶的人群，眼睛在高度紧张的状态下，都会有这种情况！

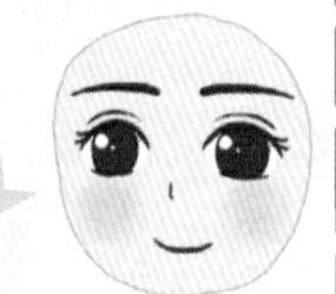

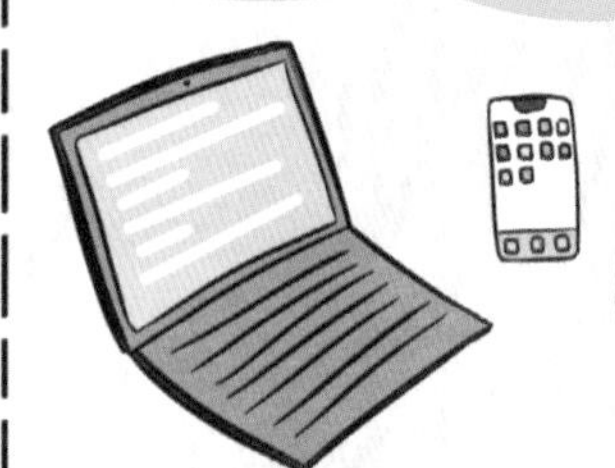

上班族，长期使用视频终端（手机、电脑等）的人。

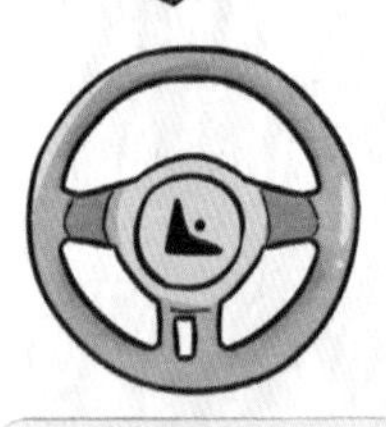

长期驾驶人群

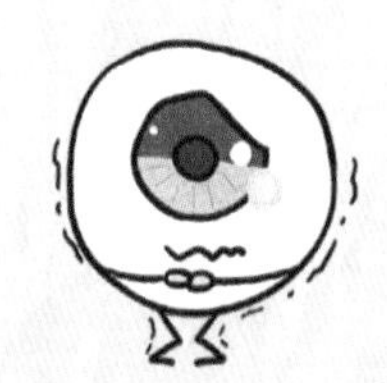

眼睛高度紧张

还有些是眼部手术后出现，如双眼皮手术、眼袋手术、上睑下垂矫正术等。

提示　检查过程中，正常眨眼即可。

检查结果会显示测量时间内，总共的眨眼次数及不完全眨眼次数，脂质层厚度的最小值、最大值及平均值。

正常脂质层厚度一般在60～100纳米。

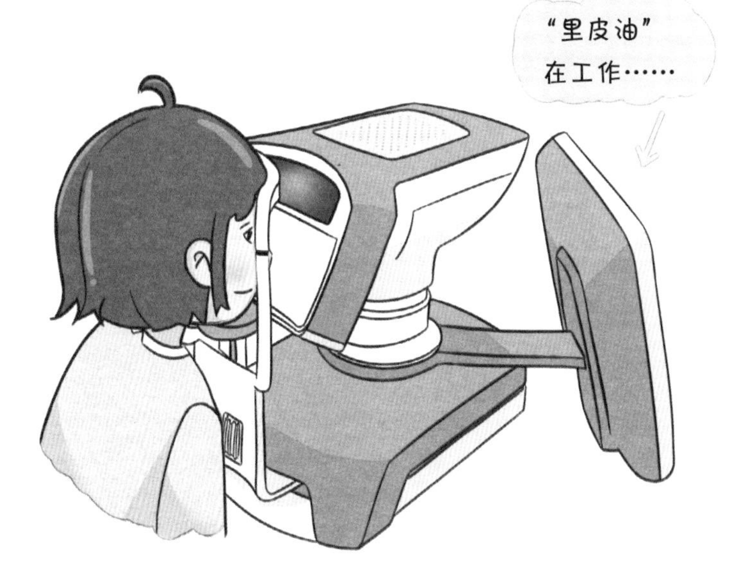

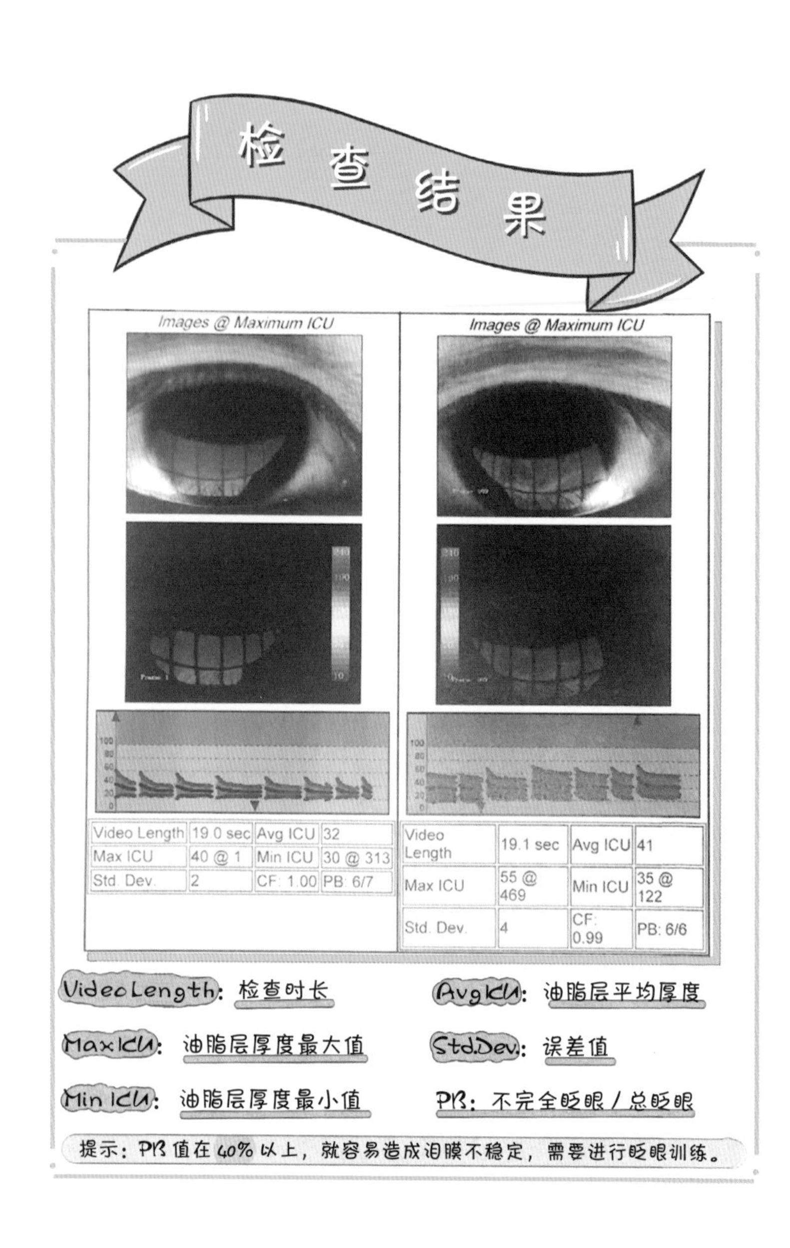

Video Length	19.0 sec	Avg ICU	32
Max ICU	40 @ 1	Min ICU	30 @ 313
Std. Dev.	2	CF: 1.00	PB: 6/7

Video Length	19.1 sec	Avg ICU	41
Max ICU	55 @ 469	Min ICU	35 @ 122
Std. Dev.	4	CF: 0.99	PB: 6/6

Video Length：检查时长　　Avg ICU：油脂层平均厚度

Max ICU：油脂层厚度最大值　　Std.Dev.：误差值

Min ICU：油脂层厚度最小值　　PB：不完全眨眼／总眨眼

提示：PB 值在 40% 以上，就容易造成泪膜不稳定，需要进行眨眼训练。

第二步
眼表综合分析检查

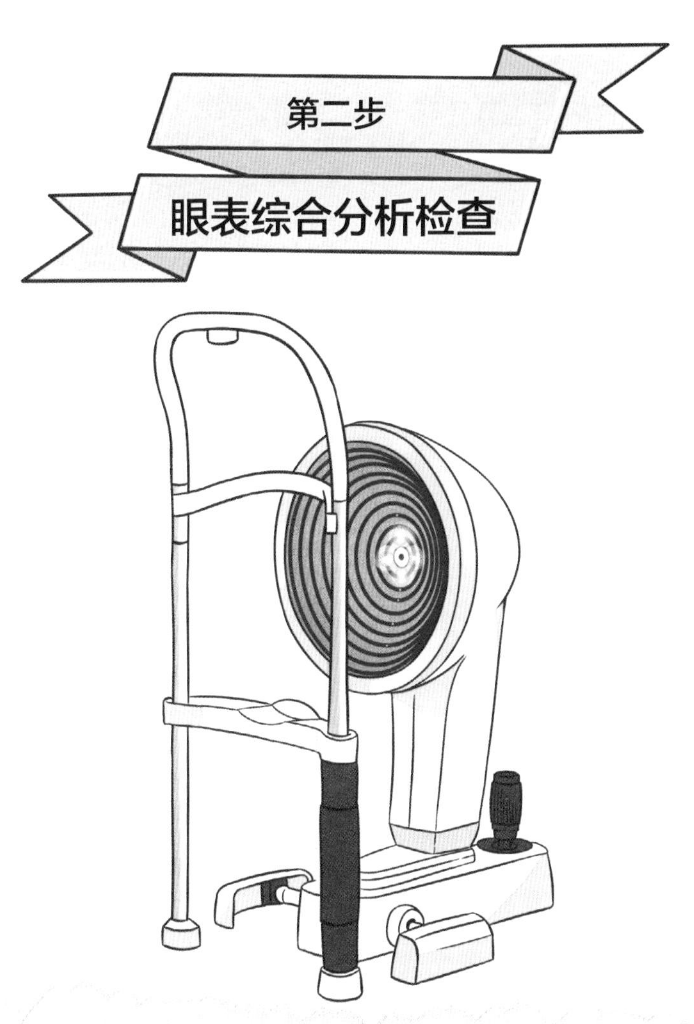

检查包括：非侵入性泪河高度、非侵入性泪膜破裂时间、眼红评分、睑板腺照相。

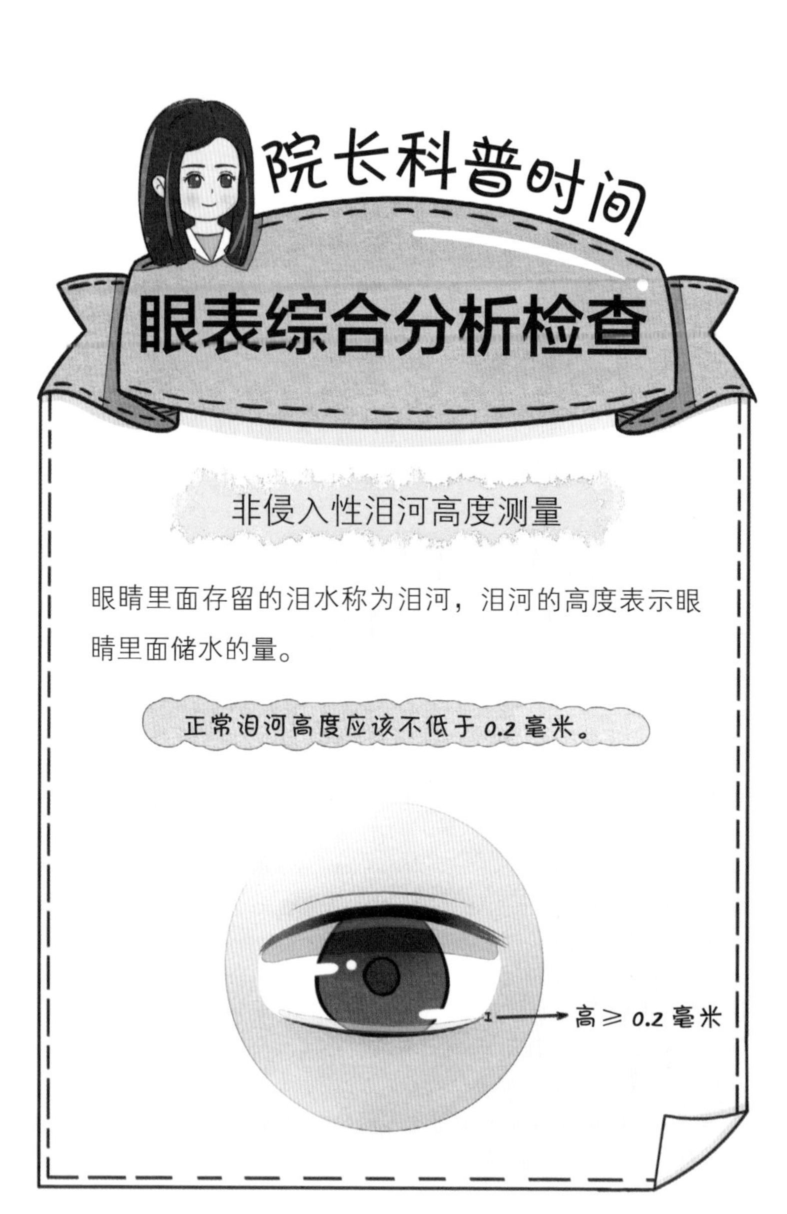

非侵入性泪河高度测量

眼睛里面存留的泪水称为泪河，泪河的高度表示眼睛里面储水的量。

正常泪河高度应该不低于0.2毫米。

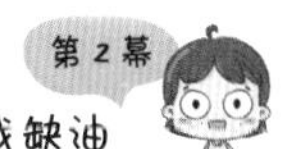

院长科普时间

非侵入性泪膜破裂时间

记录原始状态下泪膜可以维持的时间，泪膜破裂时间正常应该大于 10 秒。

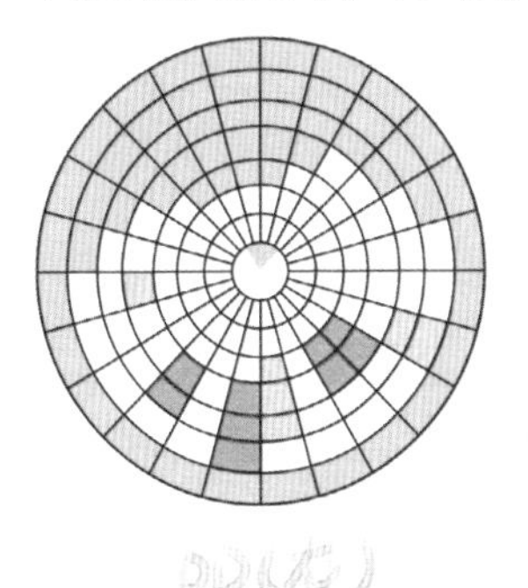

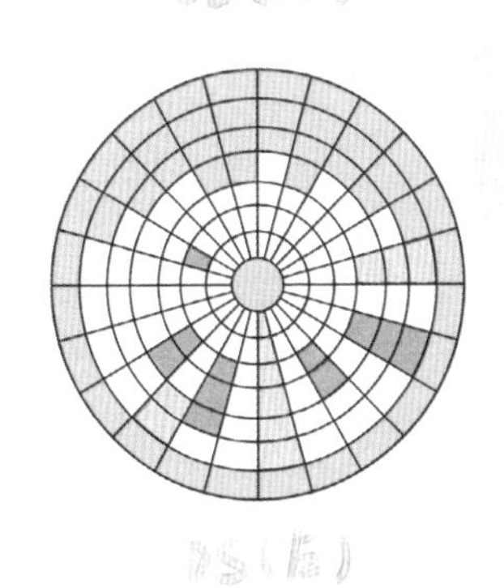

白色：
表示检测的范围。

其他颜色：
对应右侧时间表，表示泪膜破裂的时间（秒）。

时间（秒）
1.5
3
4.5
6
7.5
9
10.5
12
13.5
15
16.5
18
19.5
21
22.5
24

仪器下显示破裂的状态

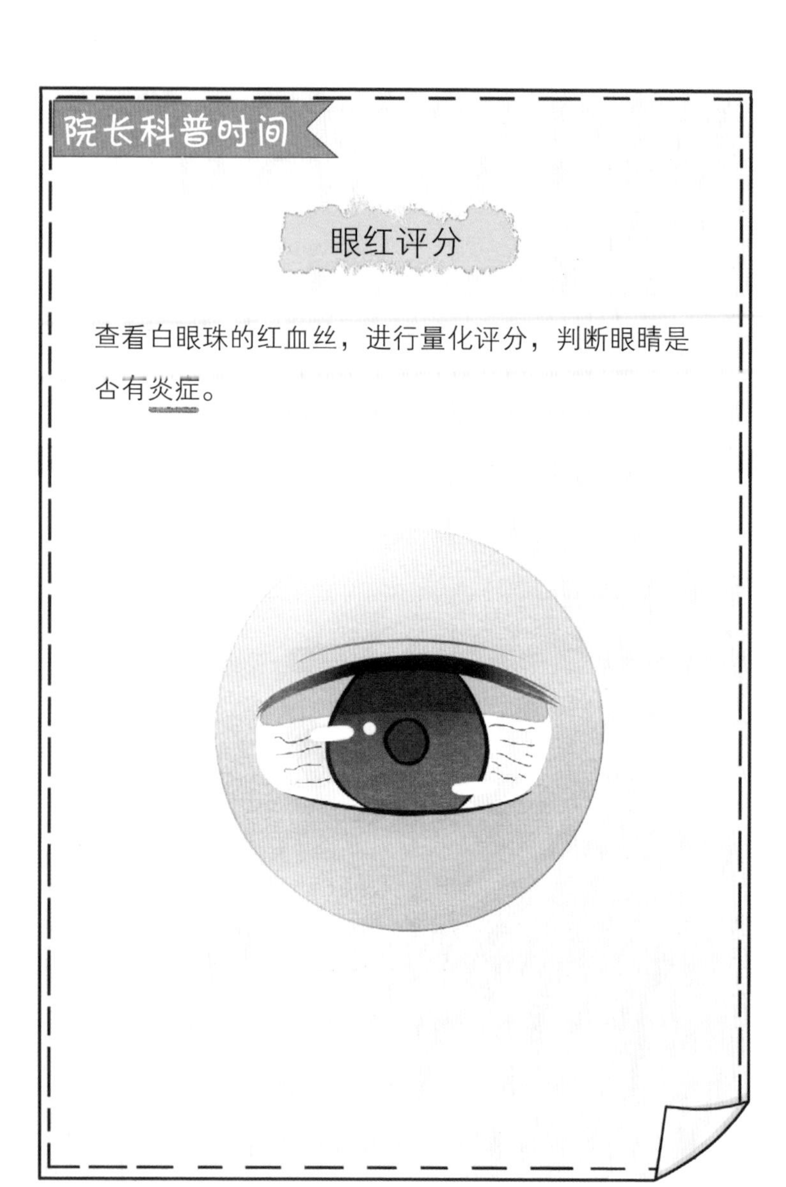

院长科普时间

眼红评分

查看白眼珠的红血丝，进行量化评分，判断眼睛是否有炎症。

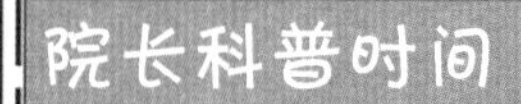

睑板腺照相

查看分泌油脂的睑板腺腺体是否有扩张、变形、扭曲甚至是萎缩，还可以显示睑板腺开口是否有堵塞等情况。

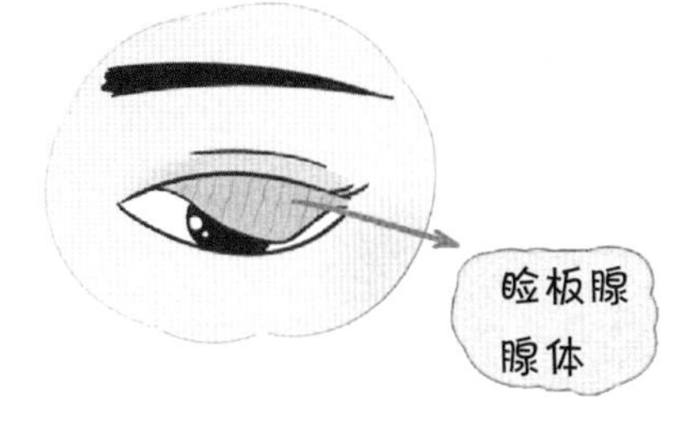

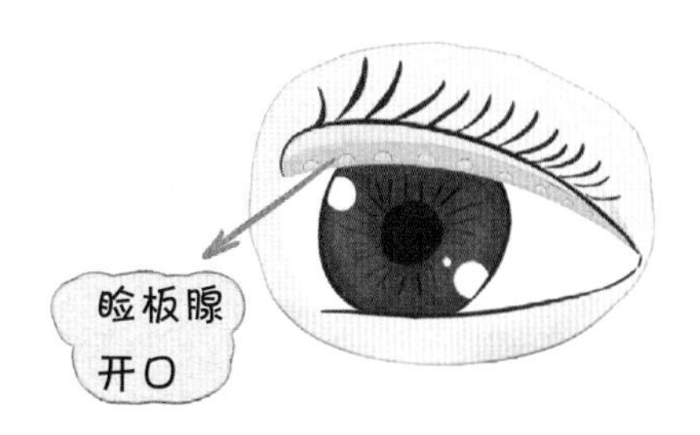

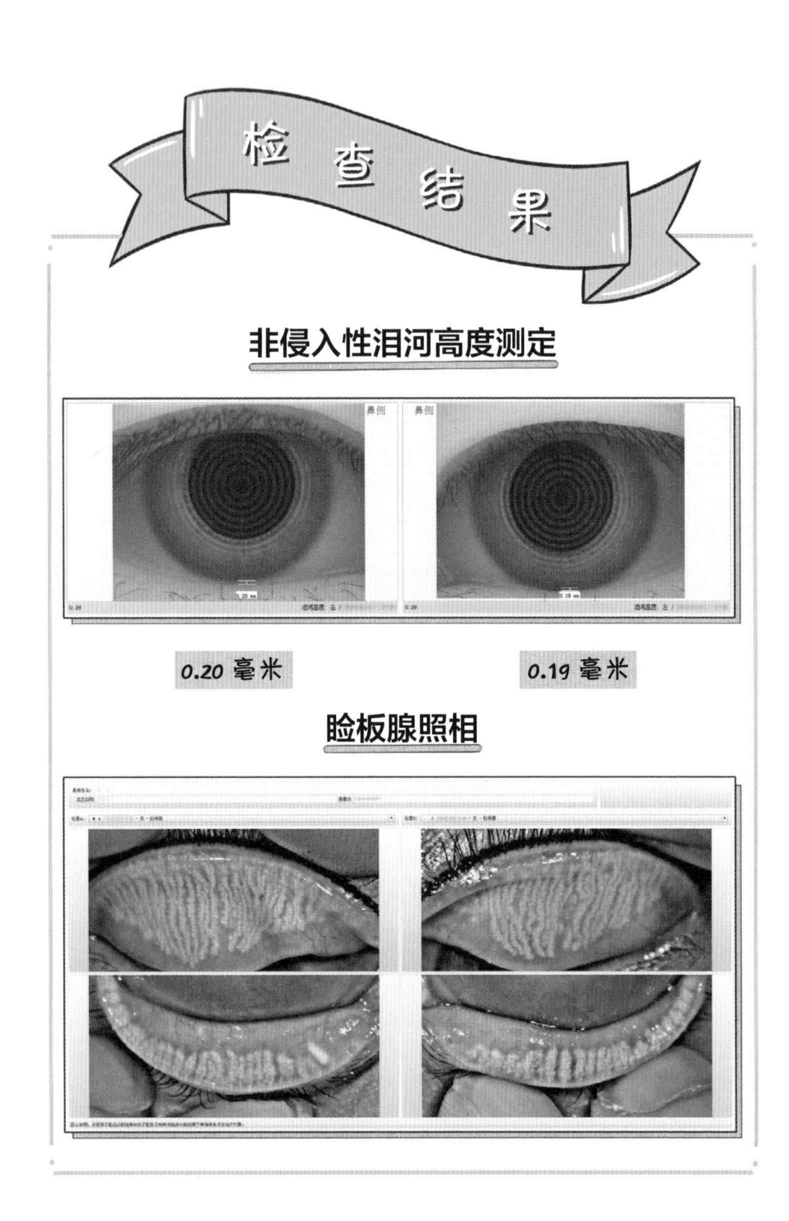
检查结果
非侵入性泪河高度测定
鼻侧
鼻侧
0.20 毫米
0.19 毫米
睑板腺照相

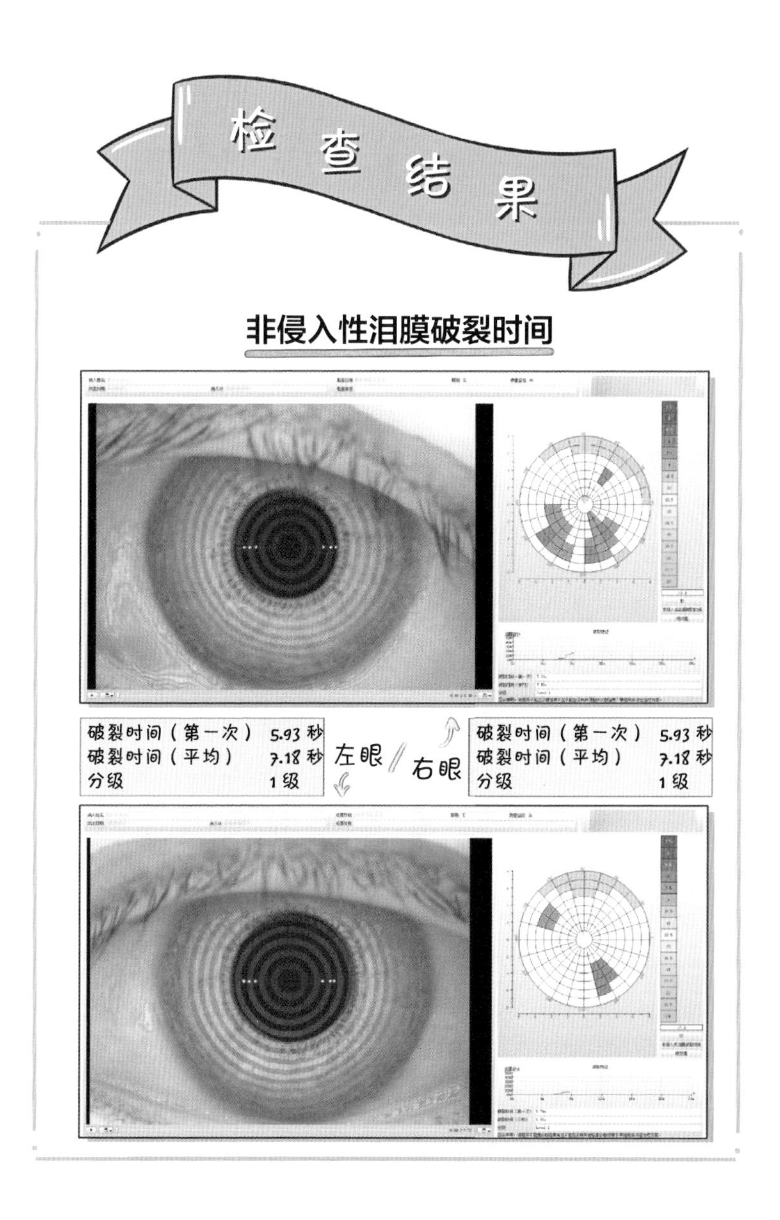
检查结果
非侵入性泪膜破裂时间
破裂时间（第一次） 5.93 秒
破裂时间（平均） 7.18 秒
分级 1 级
左眼
右眼
破裂时间（第一次） 5.93 秒
破裂时间（平均） 7.18 秒
分级 1 级

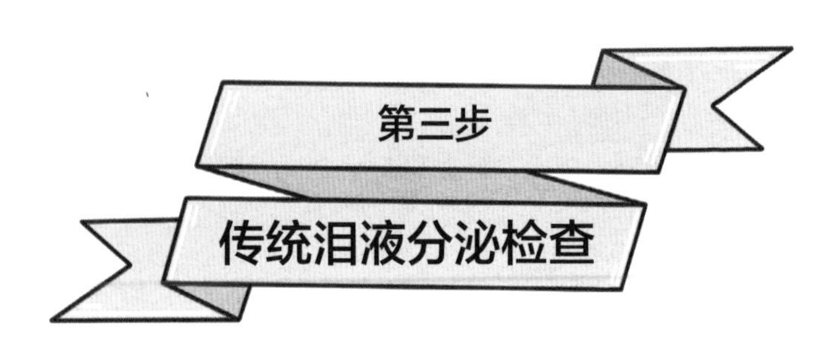

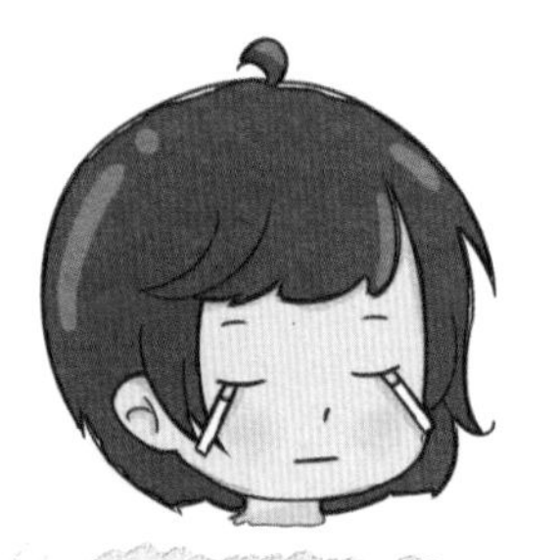

将试纸条放入下眼睑内5分钟。

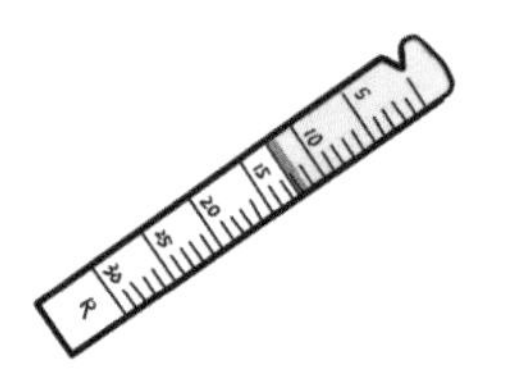

试纸条浸染长度正常应该>10毫米，5～10毫米为可疑。

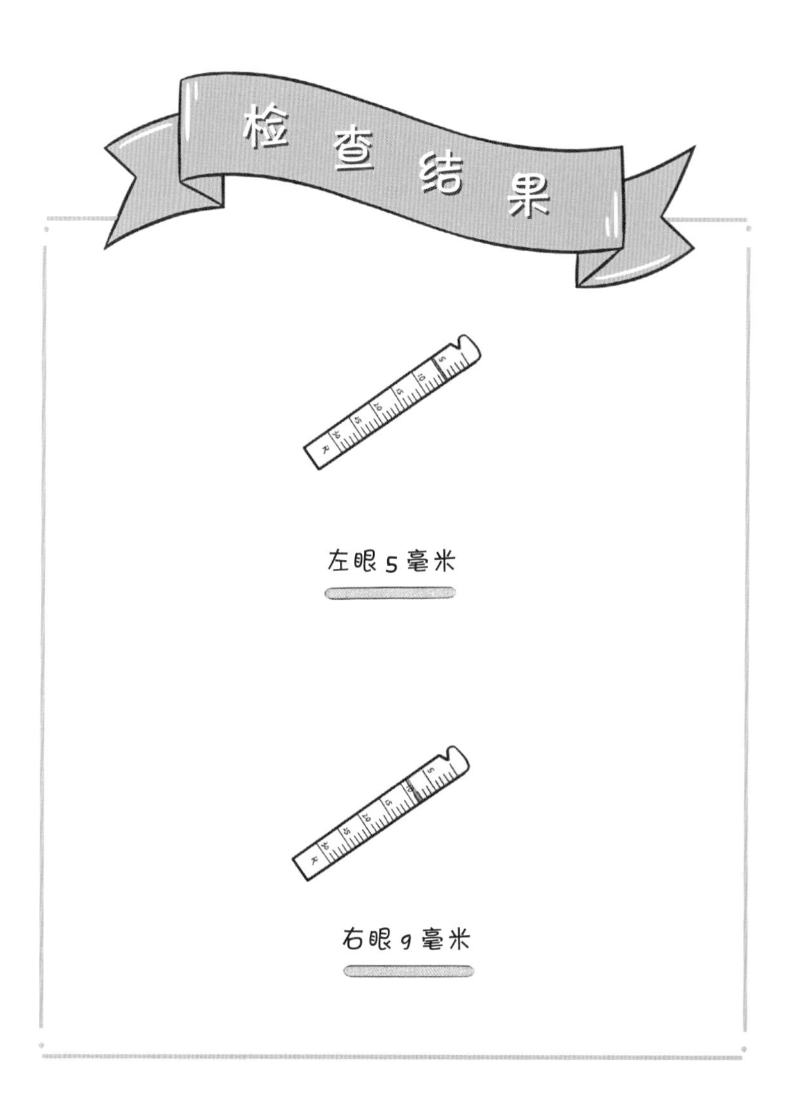
检查结果
左眼5毫米
右眼9毫米

三项检查完成，
先给院长看看我的结果。

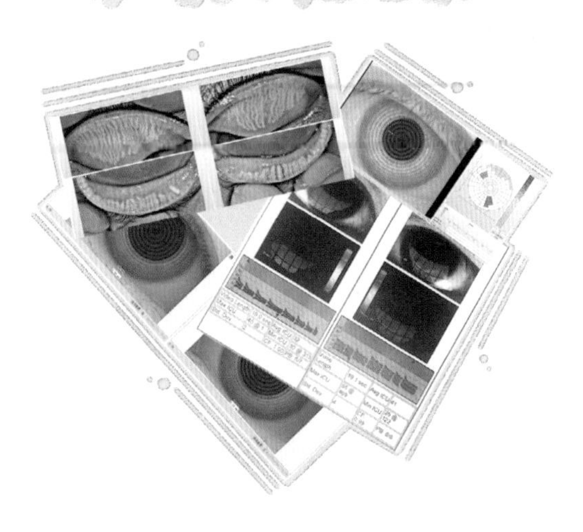

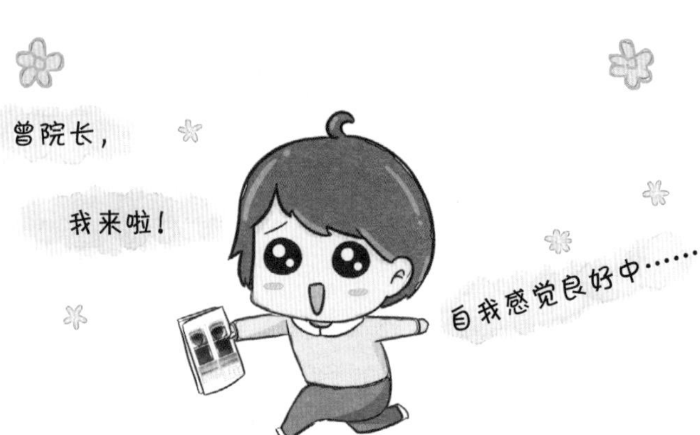

你这个检查结果啊……

你的泪水分泌不是很足，没有达到标准的要求，泪膜破裂的平均时间基本都是6～7秒，泪膜的质量不是很好啊。

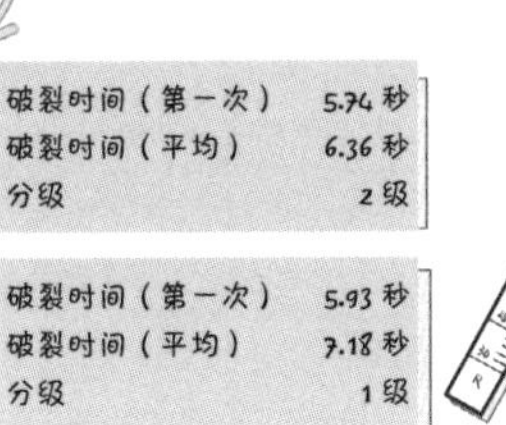

破裂时间（第一次）	5.74秒
破裂时间（平均）	6.36秒
分级	2级

破裂时间（第一次）	5.93秒
破裂时间（平均）	7.18秒
分级	1级

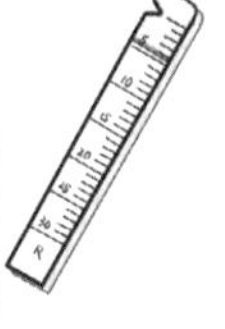

Video Length	19.0 sec	Avg ICU	32
Max ICU	40 @ 1	Min ICU	30 @ 313
Std. Dev.	2	CF: 1.00	PB: 6/7

Video Length	19.1 sec	Avg ICU	41
Max ICU	55 @ 469	Min ICU	35 @ 122
Std. Dev.	4	CF: 0.99	PB: 6/6

不完全眨眼比例很高啊，右眼7次里面有6次，左眼6次眨眼全都不完全，油脂层厚度也不够，你眼睛缺水、缺油，但缺油更严重啊！

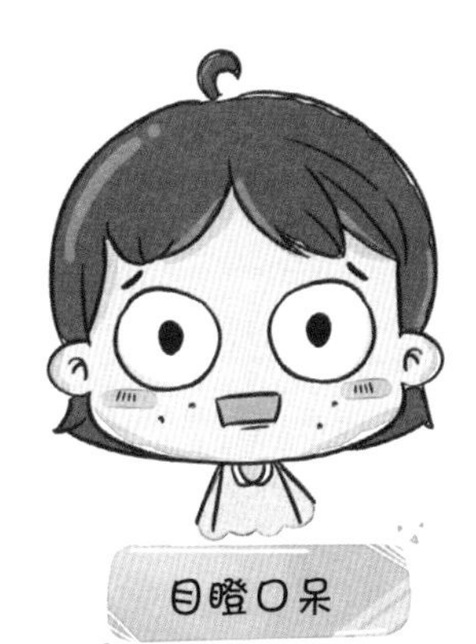

什么？
我这油光满面的，
院长你说我的眼睛缺油？

我控油的护肤品是不是白买了？
不开心

你看你的上下睑板腺都有些萎缩变窄，使得油脂分泌不足且不健康，油脂质量不好会慢慢造成开口堵塞，油脂就更难出来了，所以很缺油呀。

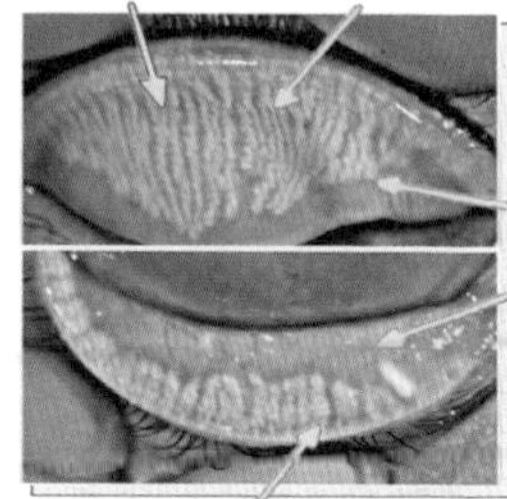

恶性循环

这样啊！难怪了，即使我面部有再多的油，睑板腺里面排不出油，一样缺油。那我的睑板腺为什么好好的就萎缩了？

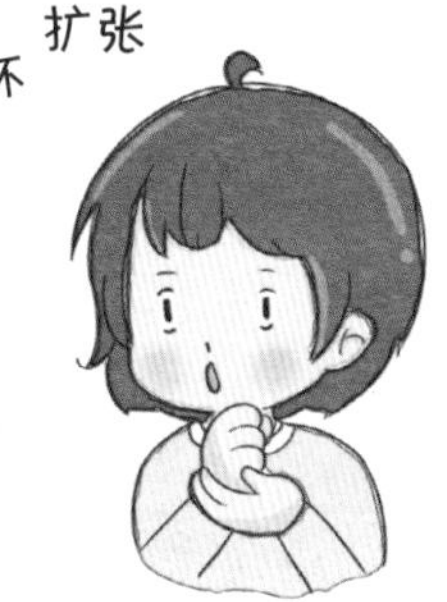

年龄增长、长期化眼妆、不完全眨眼、慢性眼表炎症，这些都会导致睑板腺萎缩的哦。

我正值青年，眼妆也不怎么化。眨眼虽有点不完全，但不至于吧，难道是因为我的眼睛有炎症？

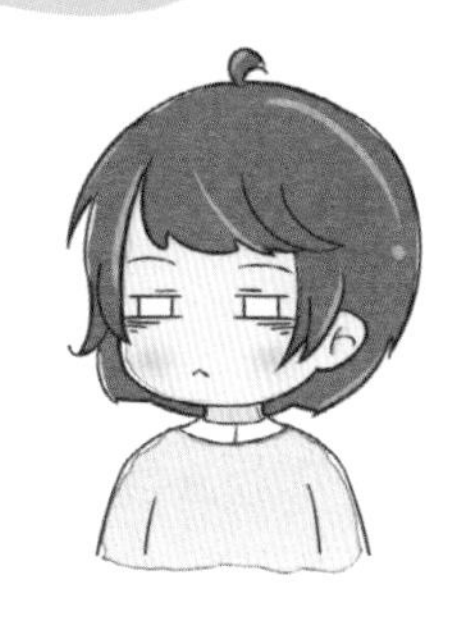

第3幕

眼睛里居然有群比我还活泼的虫

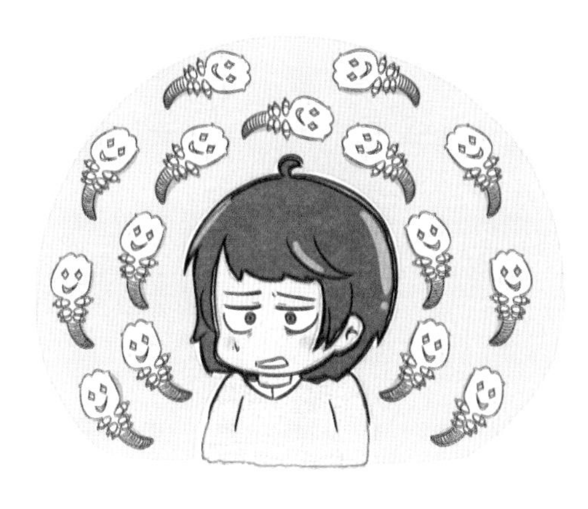

导致睑板腺萎缩的原因之一是炎症。

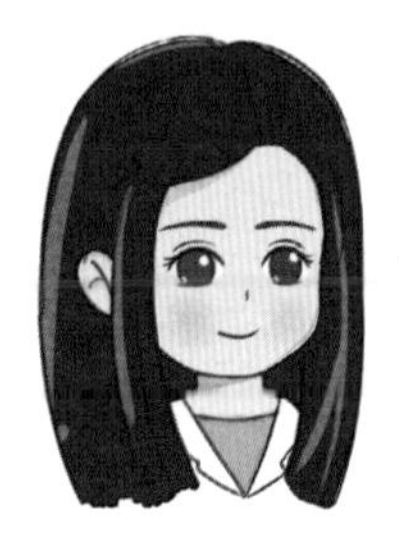

发生炎症有一种可能是眼皮里的螨虫！螨虫会破坏眼表微环境，使得眼部发炎。

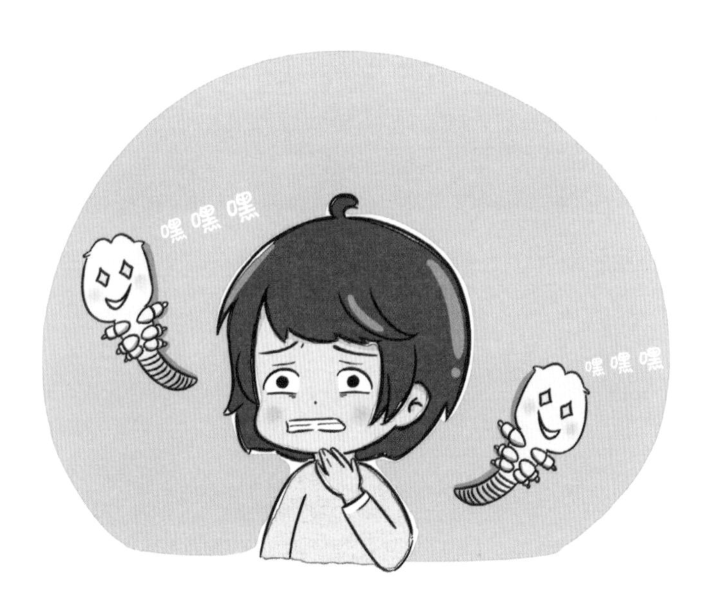

咦！眼皮里面会有螨虫！

嗯，而且有的人眼皮里面会堆积很多哦，一窝一窝的。

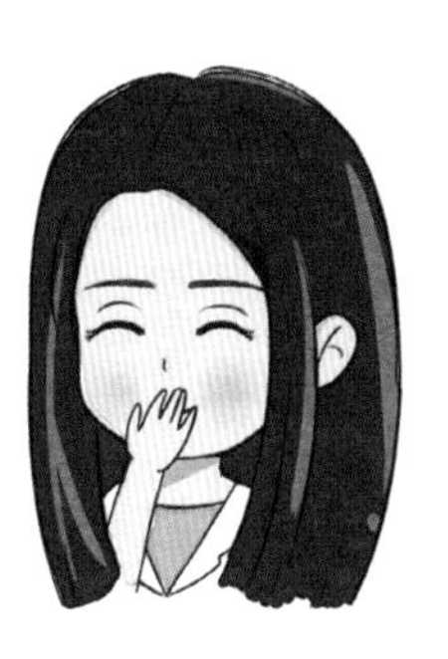

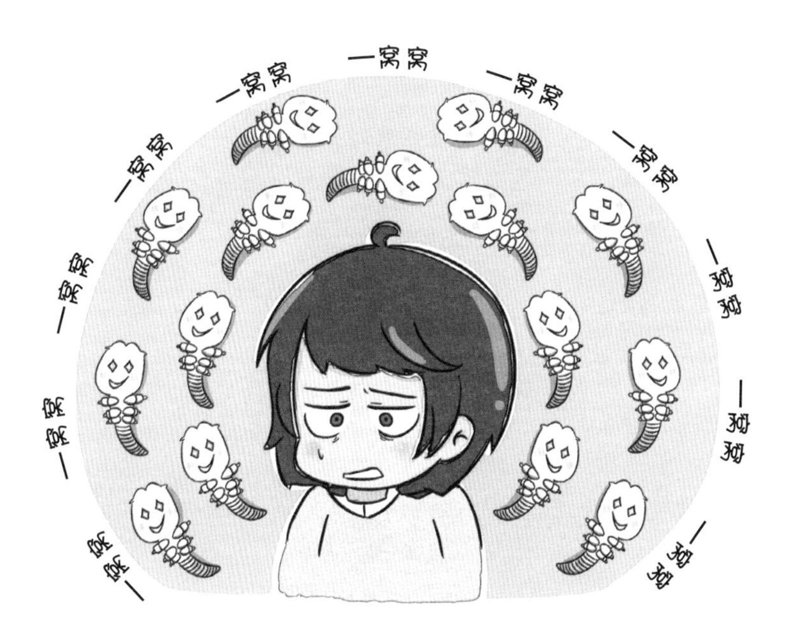

我天，好恶心，
那么多螨虫堆积在眼皮里……

嗯……

院长！

你一定是吓我对不对！
医生不可以唬人的哦。

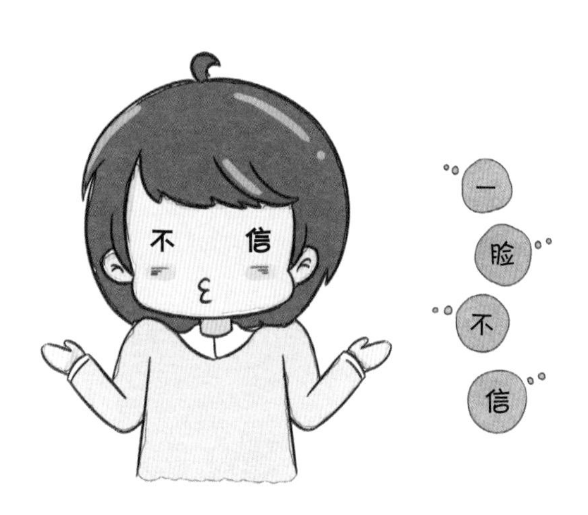

是真的哦，这类寄生虫叫蠕形螨。

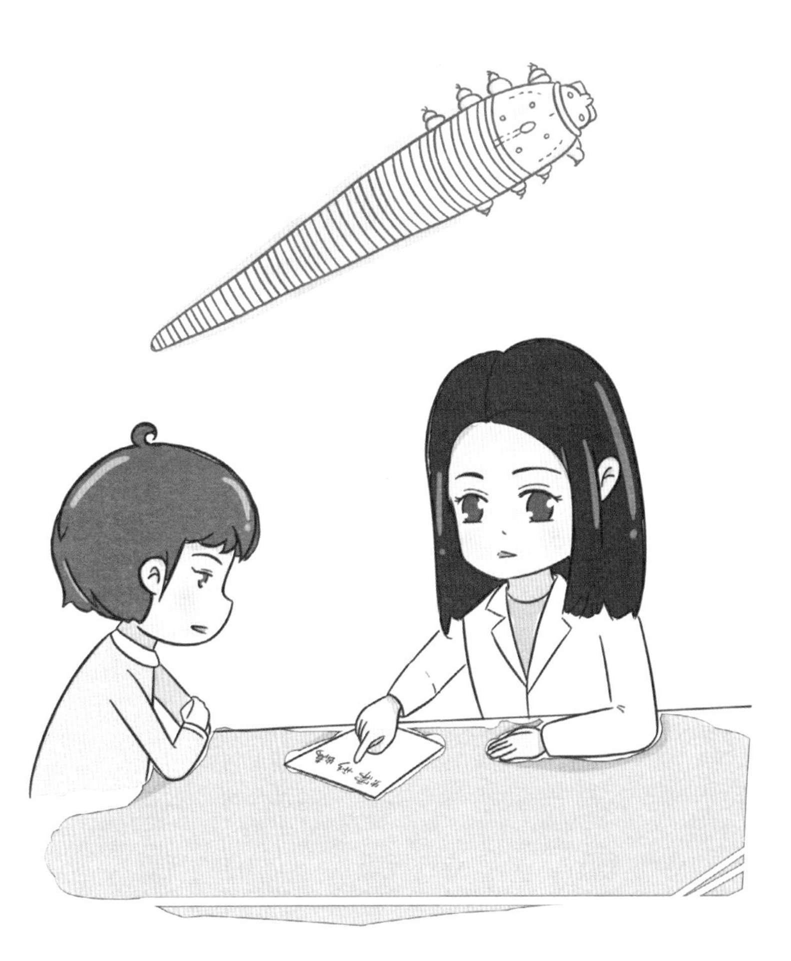

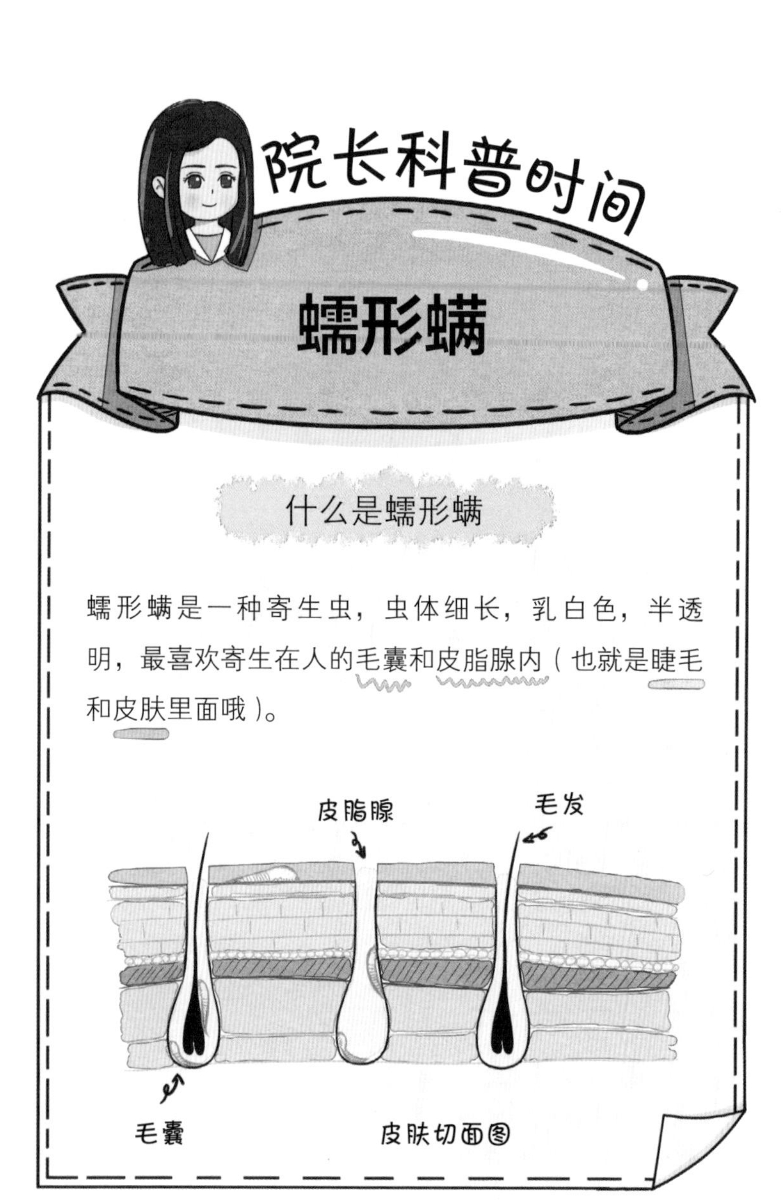
院长科普时间
蠕形螨
什么是蠕形螨
蠕形螨是一种寄生虫，虫体细长，乳白色，半透明，最喜欢寄生在人的毛囊和皮脂腺内（也就是睫毛和皮肤里面哦）。
皮脂腺
毛发
毛囊
皮肤切面图

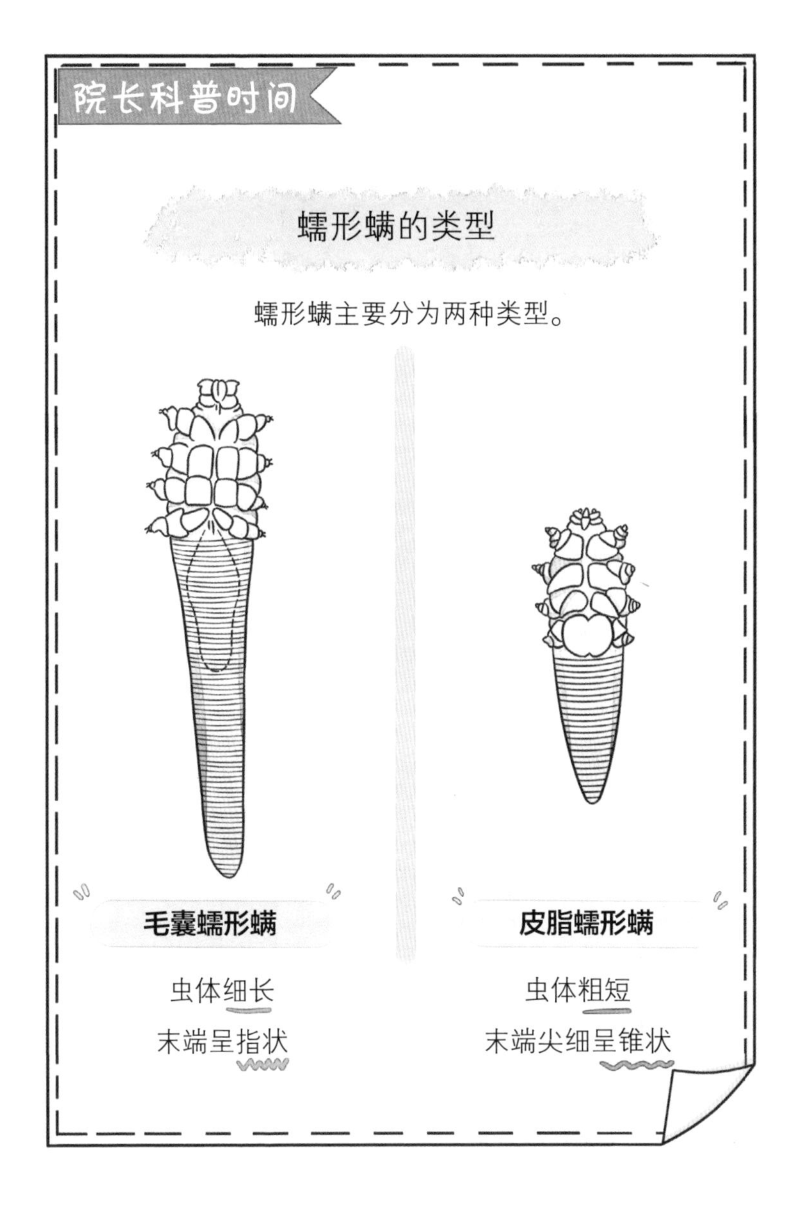
院长科普时间
蠕形螨的类型
蠕形螨主要分为两种类型。
毛囊蠕形螨
虫体细长
末端呈指状
皮脂蠕形螨
虫体粗短
末端尖细呈锥状

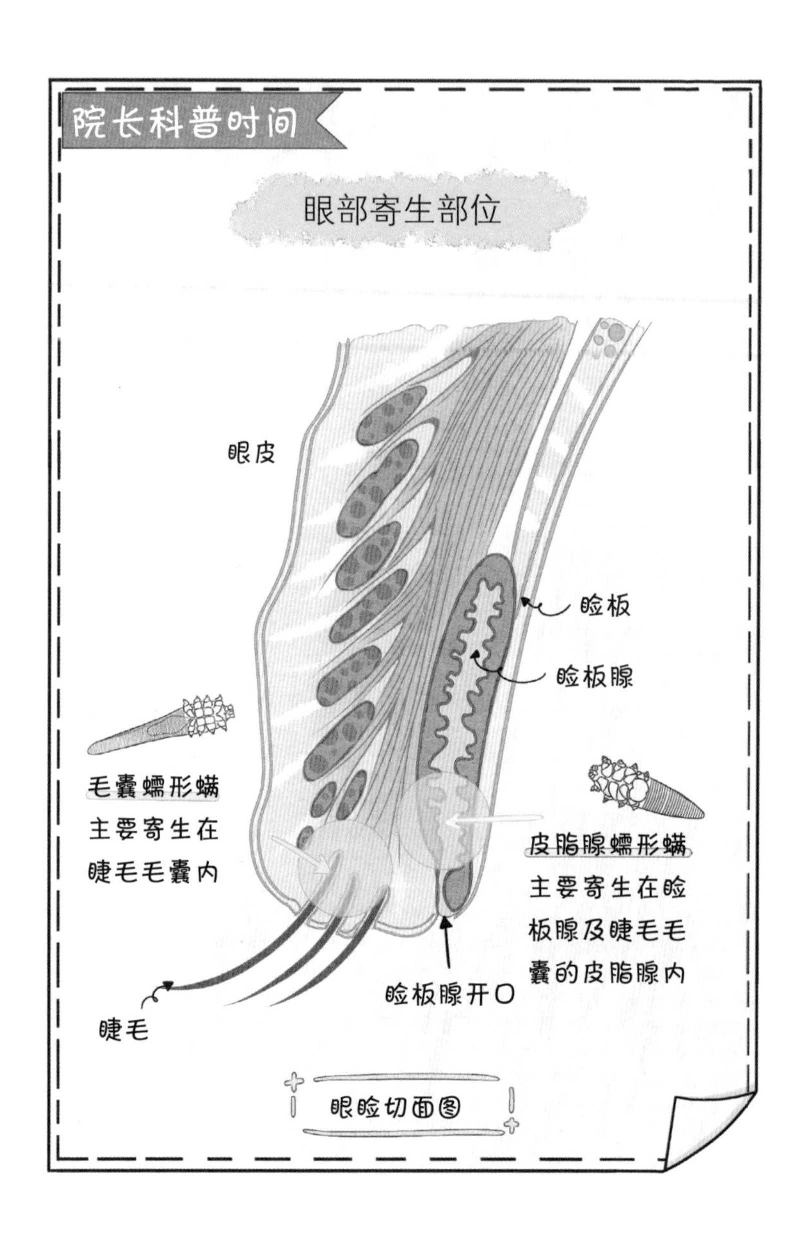
院长科普时间
眼部寄生部位
眼皮
睑板
睑板腺
毛囊蠕形螨
主要寄生在
睫毛毛囊内
皮脂腺蠕形螨
主要寄生在睑
板腺及睫毛毛
囊的皮脂腺内
睑板腺开口
睫毛

眼睑切面图

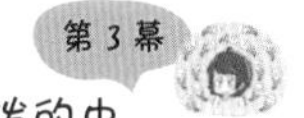

院长科普时间

感染蠕形螨的表现

会引起睑缘炎、睑板腺功能障碍，甚至角膜炎。主要表现有眼睛红痒、干涩、异物感等。

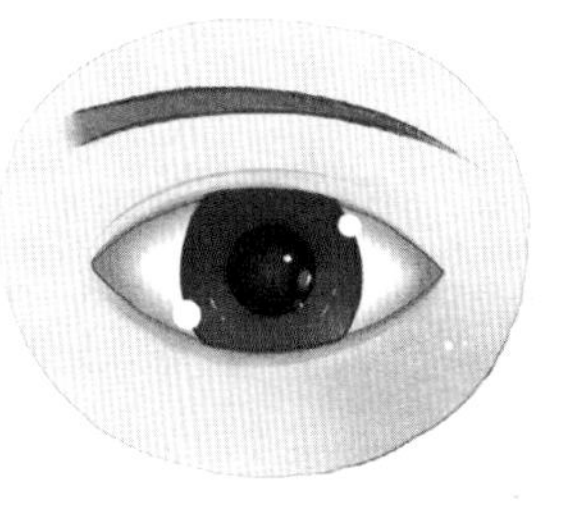

局部发红

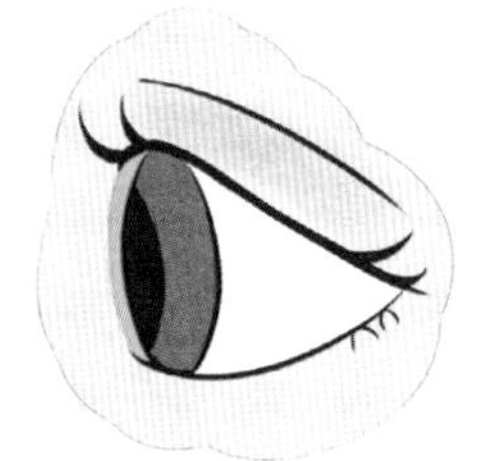

油脂缺乏导致眼干涩

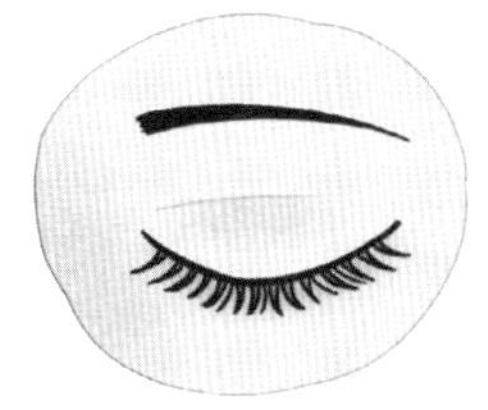

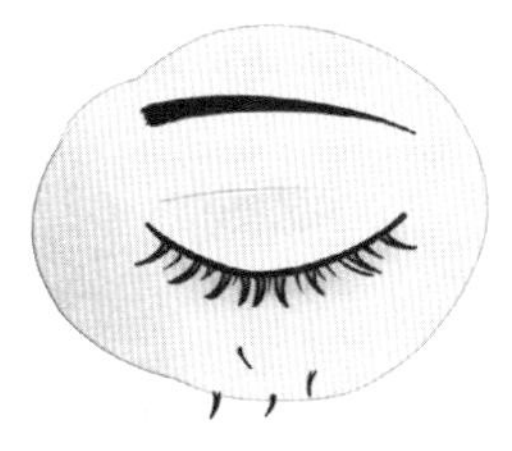

睫毛脱落
是蠕形螨感染的一种常见症状。

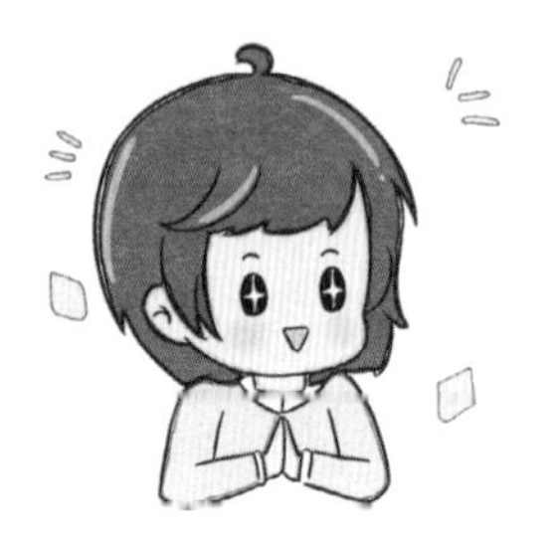

我听说，对着掉下来的睫毛许愿，愿望很容易实现的哦。

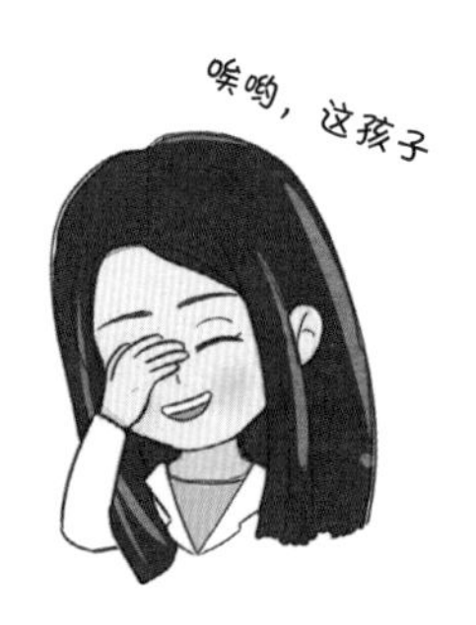

这种掉睫毛的程度和不舒服的感觉，估计你完全不会想要许愿了。

那我的睑板腺萎缩是由蠕形螨导致的吗？

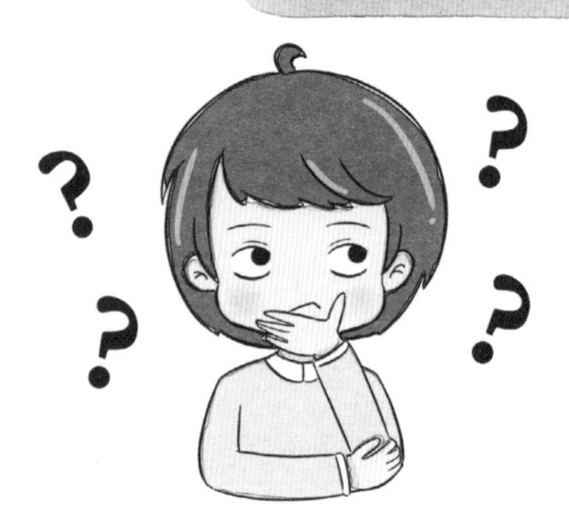

如何检查我有做过笔记！我果然是个热爱学习的孩子。

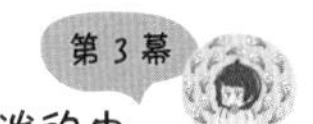

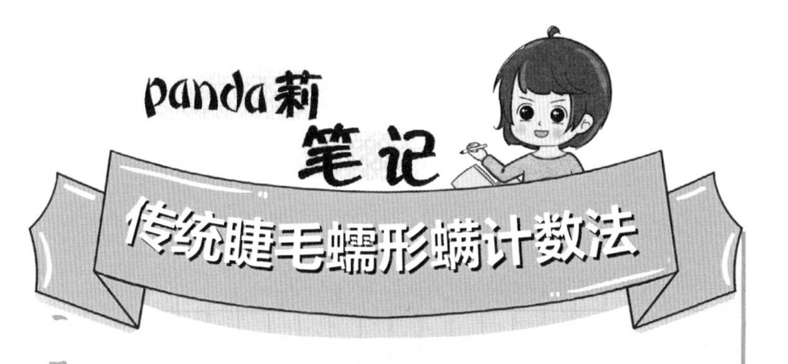

传统睫毛螨形螨计数法

每个眼睑取3根睫毛，
双眼上下睑共取12根，
主要选取根部带有脂样分泌物的
睫毛或倒睫、乱睫。

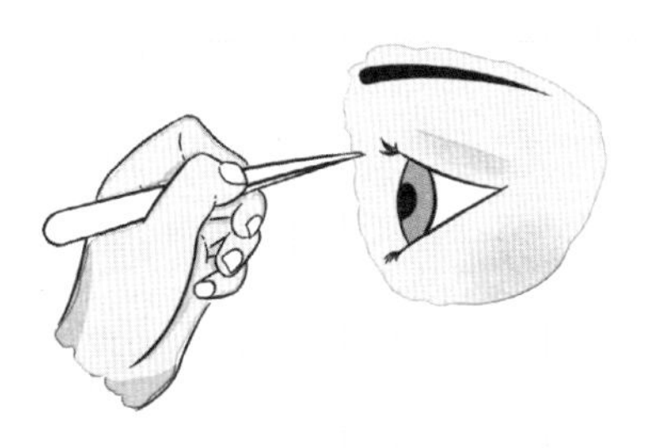

将睫毛放在载玻片上，滴上染色剂或镜油，最后盖上盖玻片。

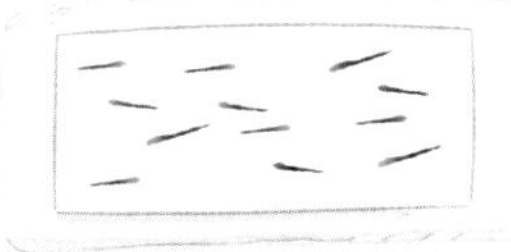

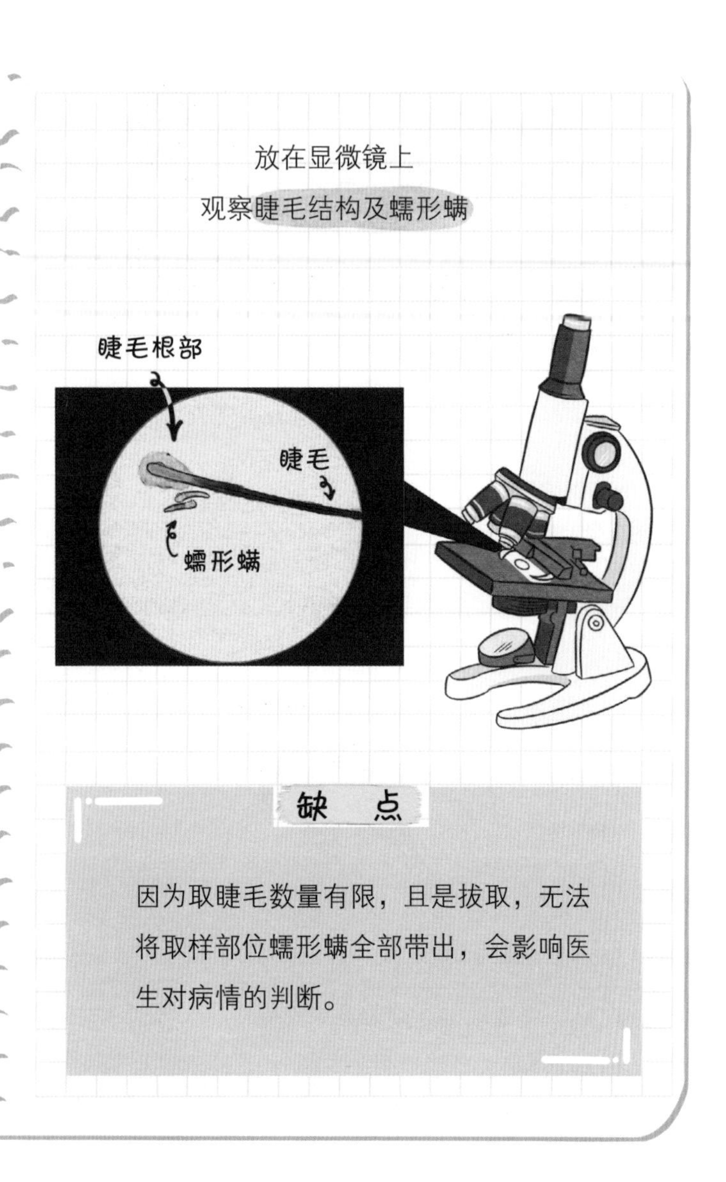

缺 点

因为取睫毛数量有限，且是拔取，无法将取样部位蠕形螨全部带出，会影响医生对病情的判断。

共焦显微镜检查

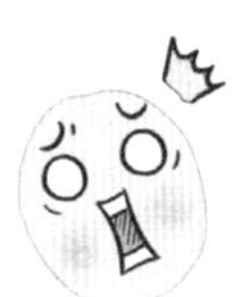

想着要拔12根睫毛做检查，就觉得疼啊！

就没有比较温和的方法做检查吗？

当然有，

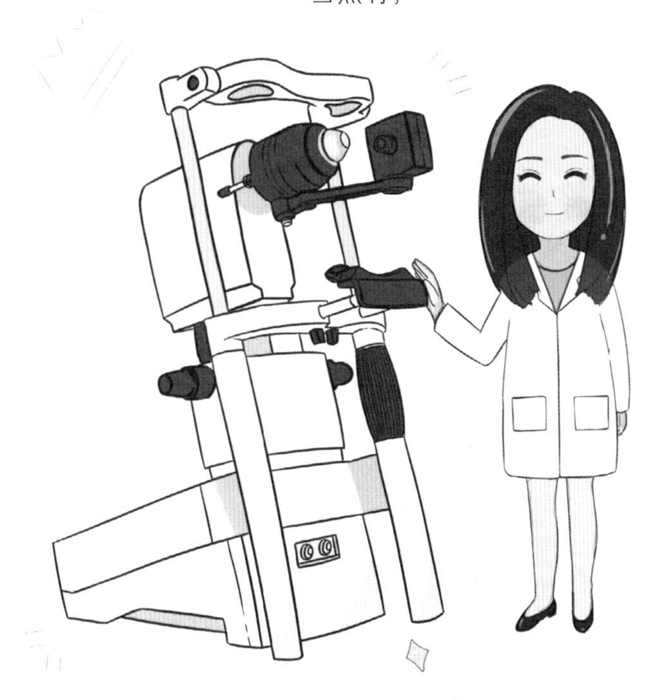

这个仪器简称共焦显微镜。

用共焦显微镜检查是
不需要拔睫毛的。
这点真是太好了（nice）！

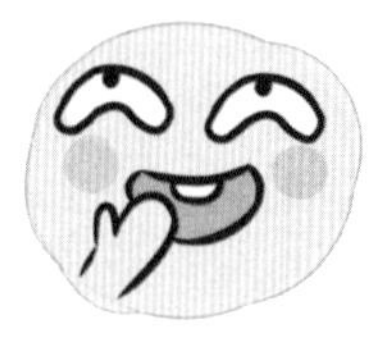

检查过程如何？

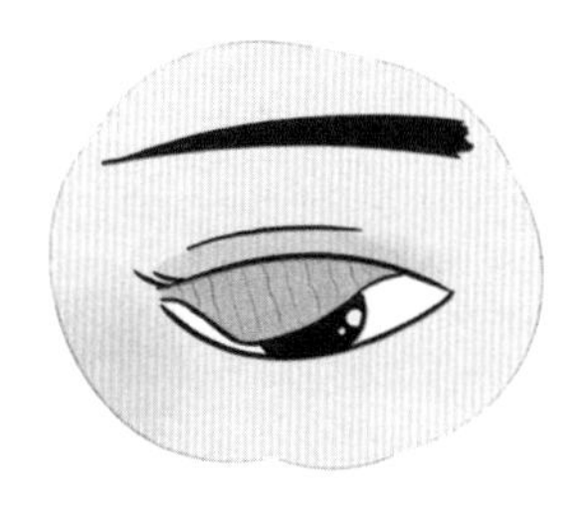

医生将患者眼皮翻开。

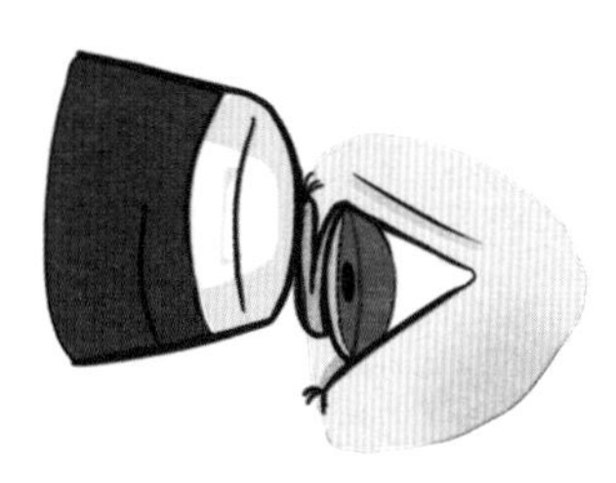

患者把眼睑贴近设备，医生对其进行检查。

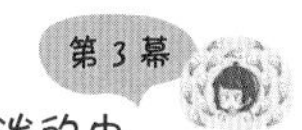

医生可以在显示器上查看患者睫毛根部及睑板腺蠕形螨的影像。

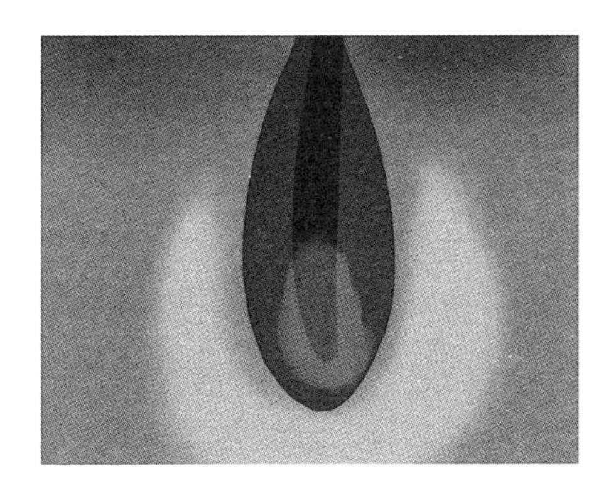

正常毛囊

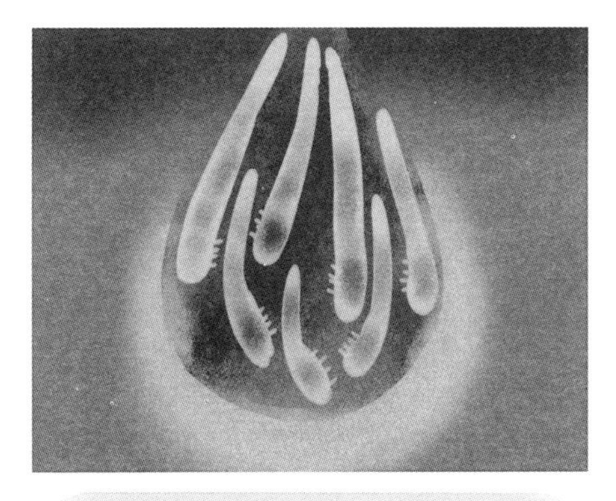

大量蠕形螨堆积的毛囊扩张变形，睫毛脱落。

共焦显微镜检查优点

可对多个毛囊及睑板腺进行检查，能查看蠕形螨虫体并计数，同时还可以观察毛囊及睑板腺被蠕形螨破坏的情况。

蠕形螨完成一代生活史的时间一般为 14～15 天。

生活史：寄生虫完成一代生长、发育和繁殖的完整过程称为寄生虫的生活史。

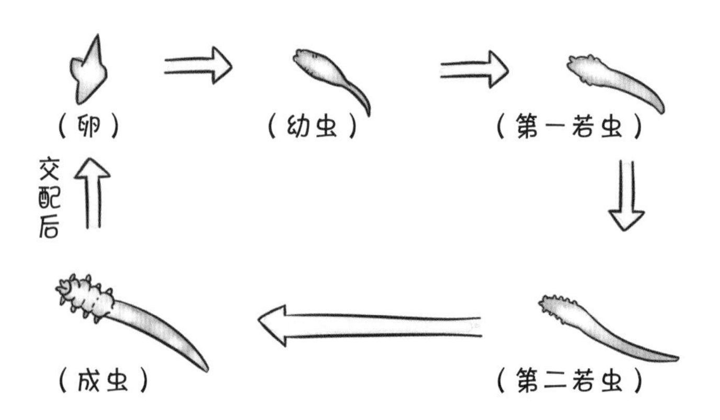

蠕形螨的生活史很短，所以如果不及时除螨，它们就会堆积得越来越多，一堆堆的存在眼睛里。

你不想看看你眼里有多少螨虫吗？
啊？嗯！

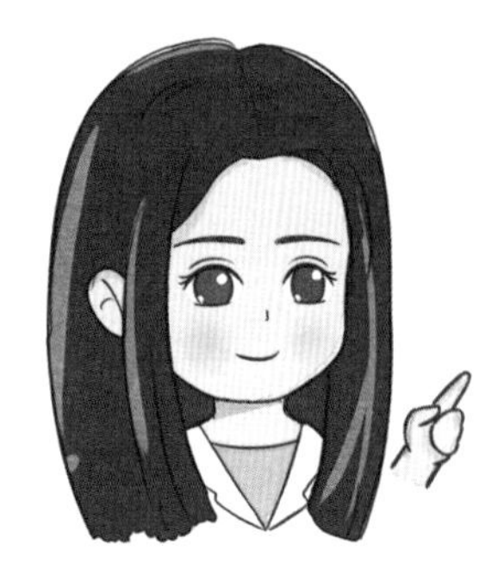

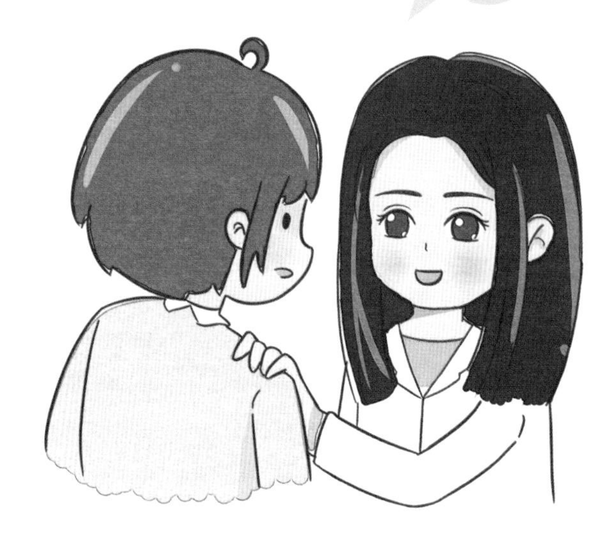

刚好看看我眼里螨虫的情况。

第四步

共焦显微镜检查

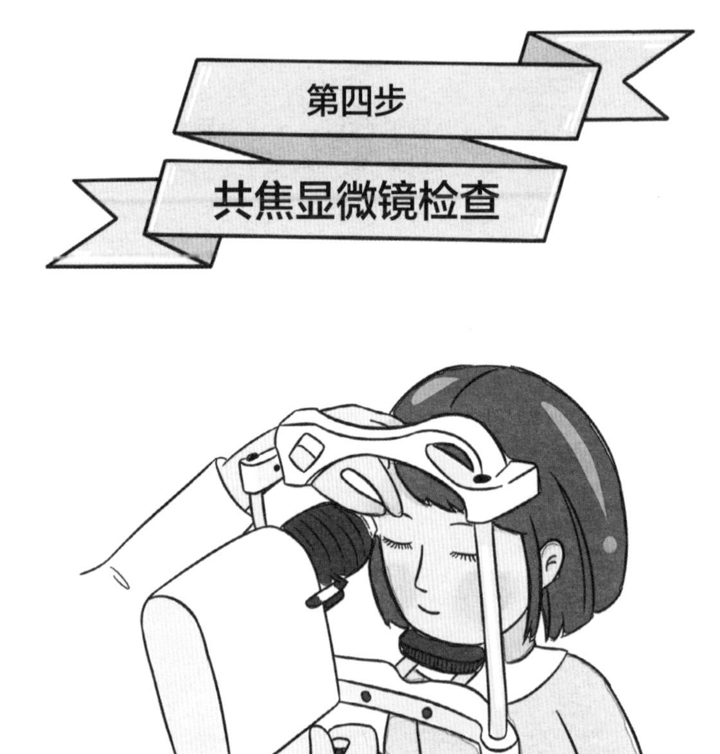

医生给我检查中……

是啊！
厉害呀你！
哇！
可以的哦！
这个螨虫好肥啊！
叽叽 喳喳
叽叽 喳喳
我的天！

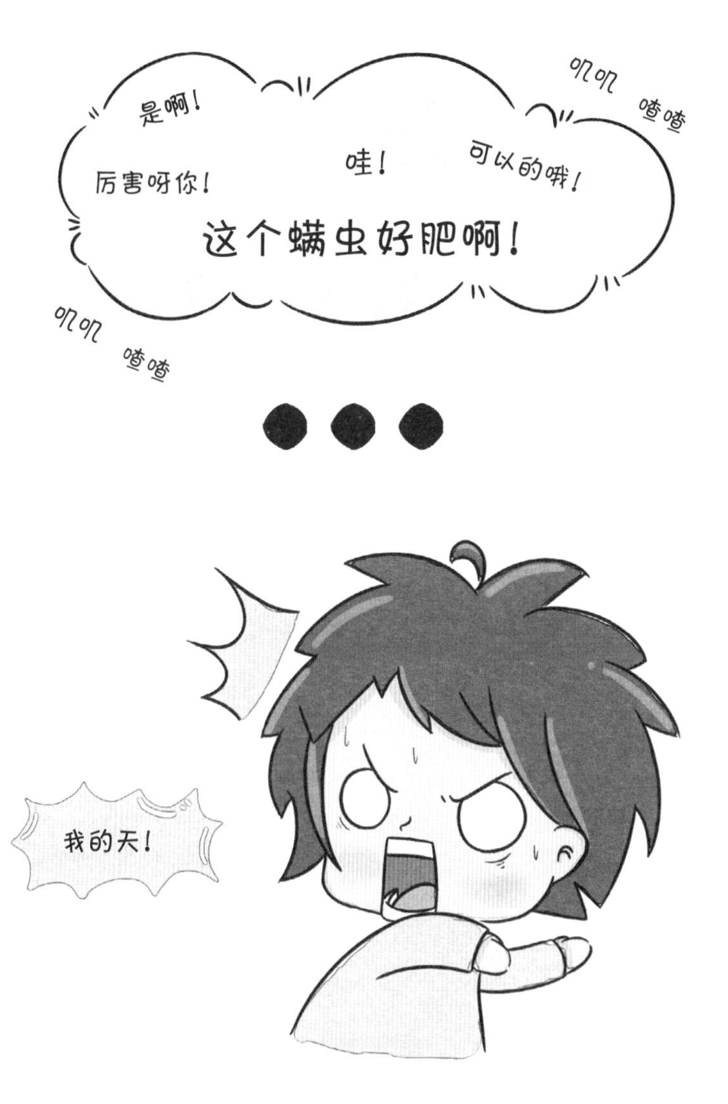

医生这欣喜的语气是怎么回事？

这个螨虫很典型！

这个毛囊应该快空了吧！

你看你看，这里还有一坨，四五条。

是啊是啊，长得真好。

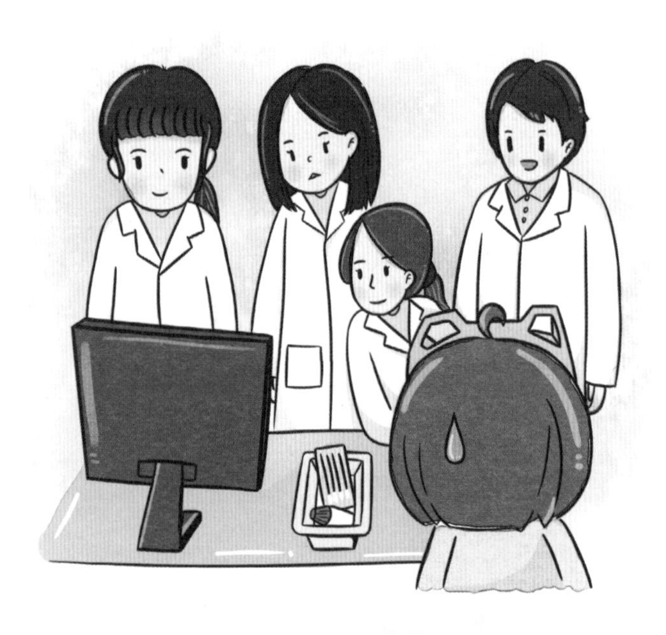

说好的对同事的友善呢？
把我当成患者不好吗？

为什么……突然这么多医生给我检查，
被一群医生看病真的好恐怖，
感觉自己离瞎不远了……

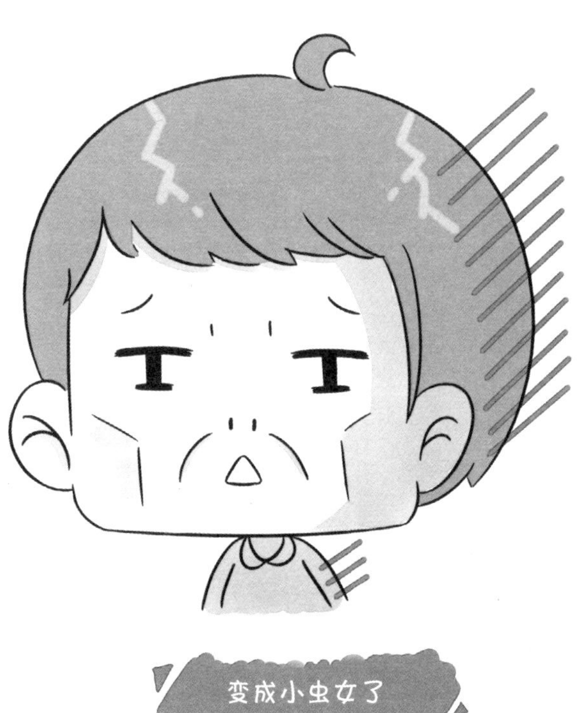

变成小虫女了

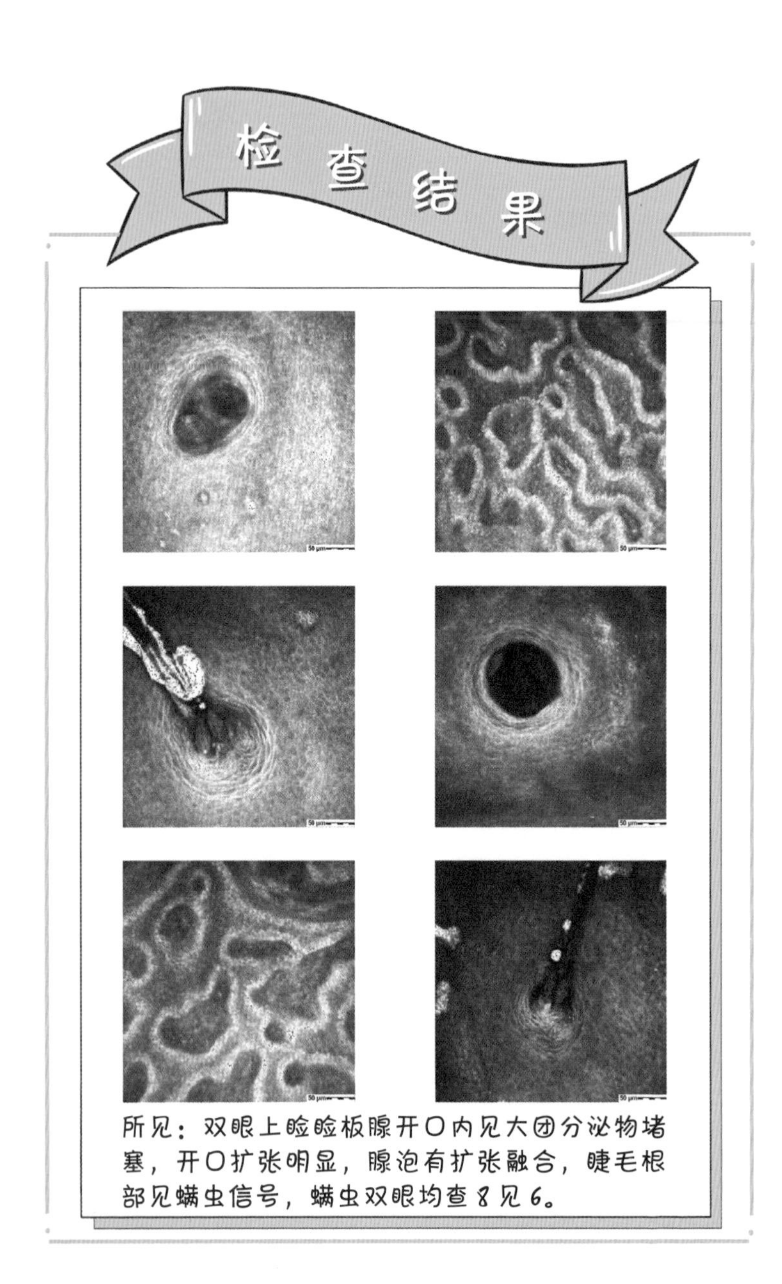

所见：双眼上睑睑板腺开口内见大团分泌物堵塞，开口扩张明显，腺泡有扩张融合，睫毛根部见螨虫信号，螨虫双眼均查8见6。

等待院长宣布结果中

嗯……
紧张
刚刚检查医生说得那么恐怖，不是很严重吧？
扑通
扑通
最怕空气突然安静

你这个情况啊……

嗯嗯！
期待

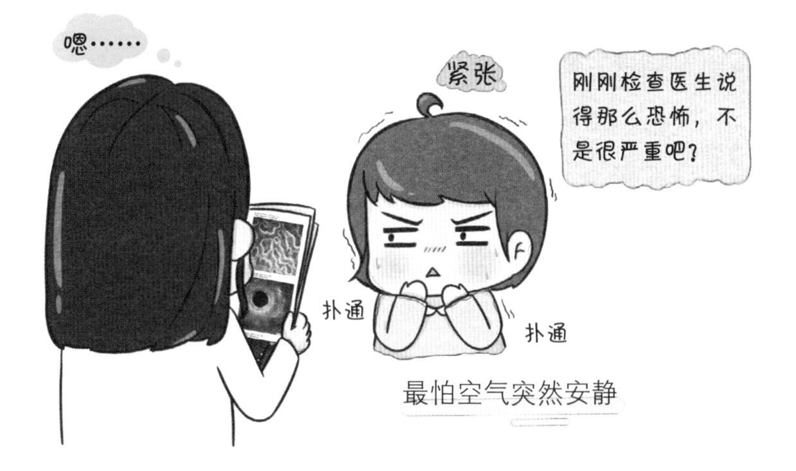

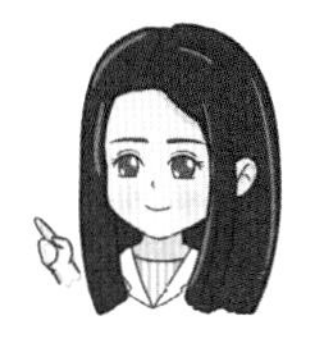

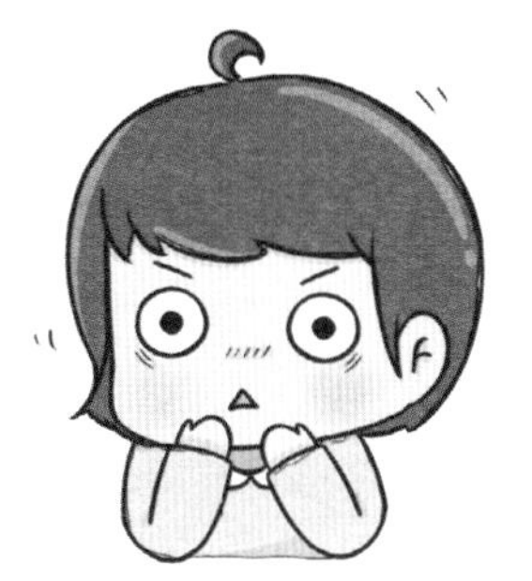

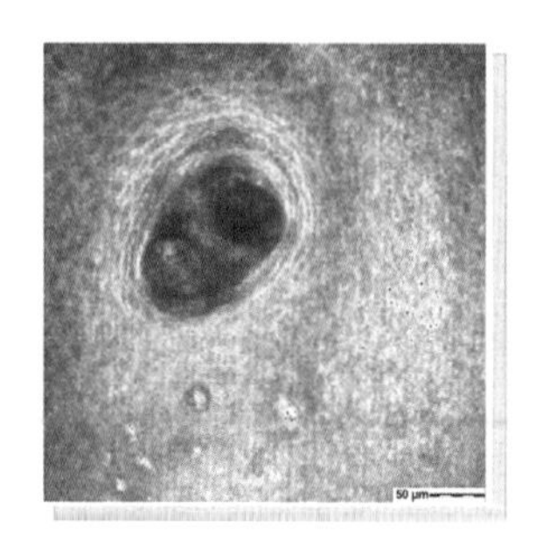

睑板腺开口内
见大团分泌物堵塞，
开口扩张明显。

蠕形螨感染还比较严重，8根睫毛毛囊里6根都有螨虫，每个毛囊里面的螨虫还是很多的，可以诊断为蠕形螨睑缘炎。

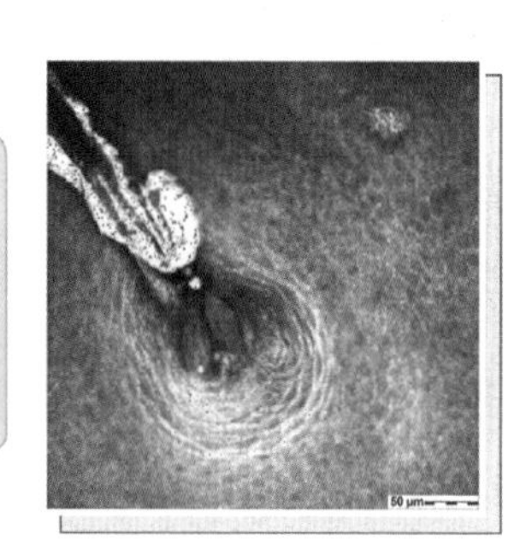

综合以上所有检查结果，
你的干眼类型是

蒸发过强型

且伴有蠕形螨睑缘炎。

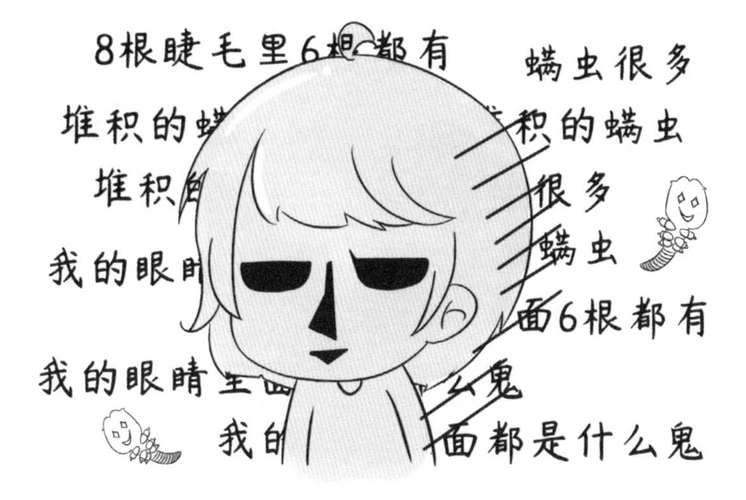

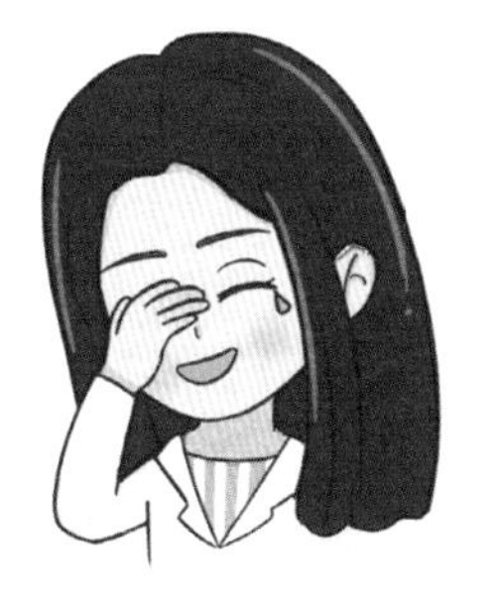

喂！
你的重点是什么啊……

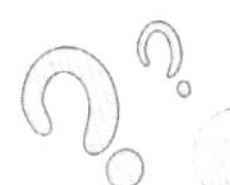

那我应该怎么治疗？

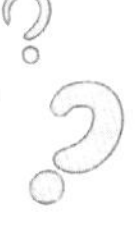

第4幕

护眼

和护肤一样重要呀

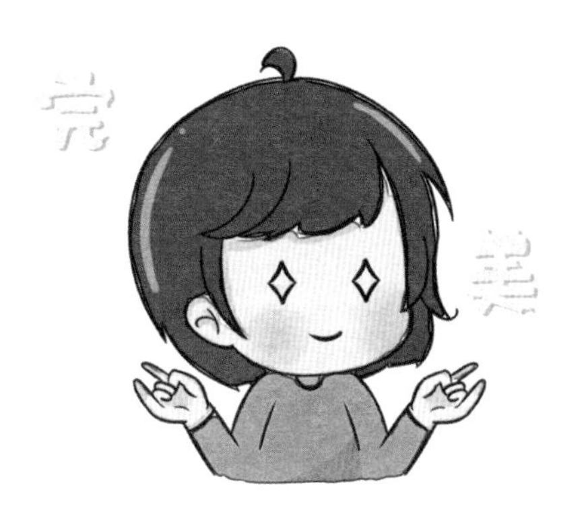

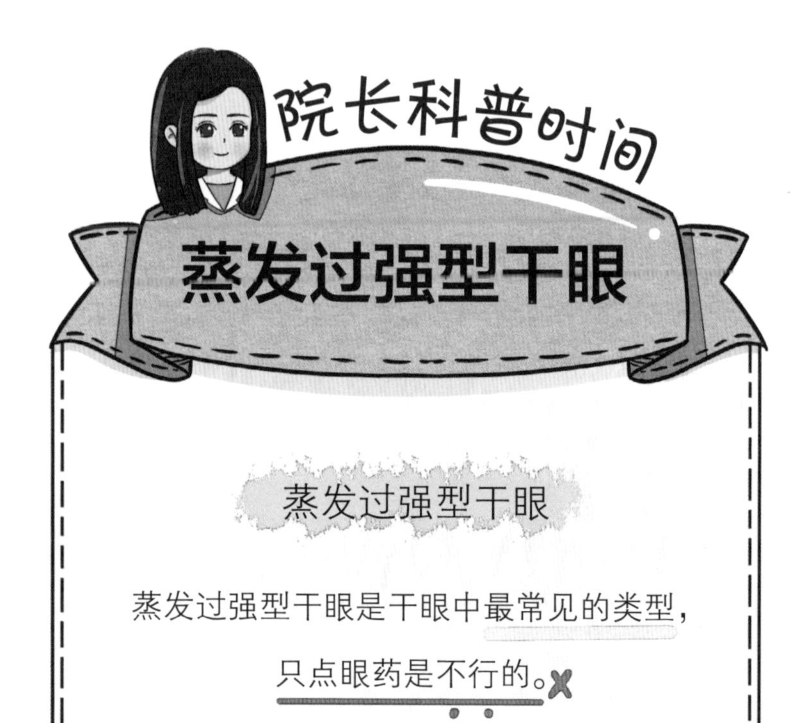

蒸发过强型干眼

蒸发过强型干眼是干眼中最常见的类型，

只点眼药是不行的。

需要通过

物理治疗

改善睑板腺油脂的质量，

消除腺体堵塞的情况。

院长科普时间

1

强脉冲光
（intense pulsed light, IPL）
是有效的物理治疗方法之一。
一般2~3周一次，3~4次为一个疗程。
可以消炎、改善堵塞，还有一定的除螨作用。

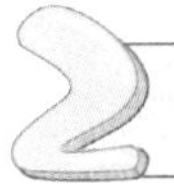

联合睑板腺按摩治疗。

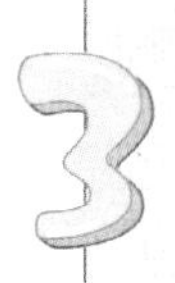

回家再配合热敷、按摩及茶树精油眼贴（针对螨虫）效果会更好。

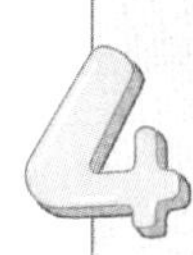

如果不完全瞬眼比例≥40%，还需要进行瞬眼训练。

IPL要2~3周做一次，
还不知道一个疗程能不能治好，
上班也不知道有没有时间……

突然感觉好麻烦

而且堵塞还好，
要不我先做家庭理疗吧。

干眼治疗可不能偷懒哦，一定要坚持好好治疗。
呆
嗯，好！
心虚

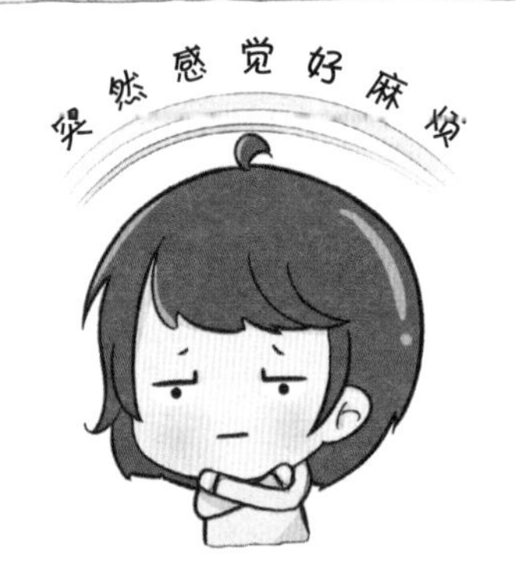

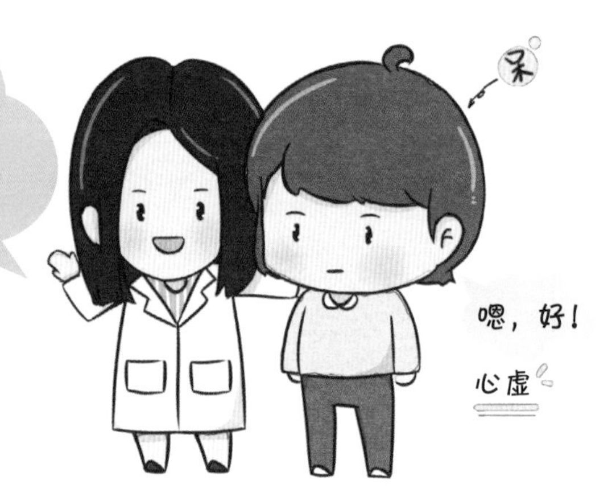

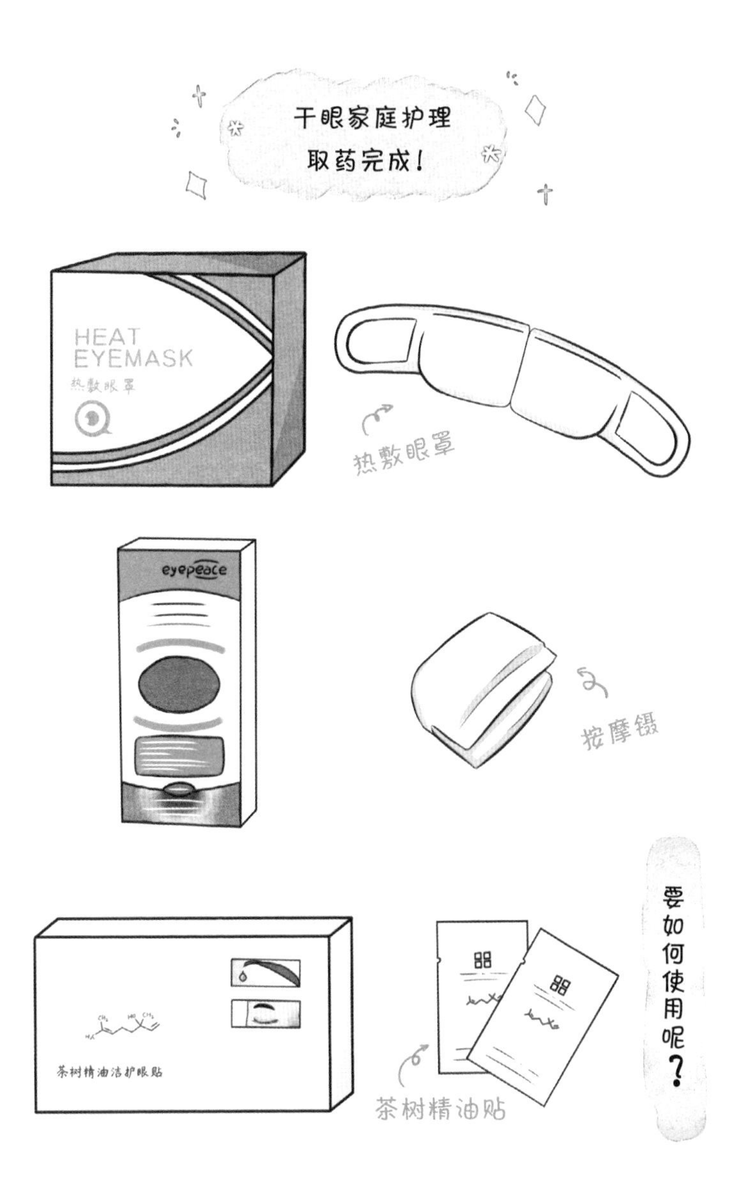
干眼家庭护理
取药完成！
HEAT
EYEMASK
热敷眼罩
热敷眼罩
eyepeace
按摩镊
茶树精油洁护眼贴
茶树精油贴
要如何使用呢？

干眼的家庭护理之

热敷眼罩

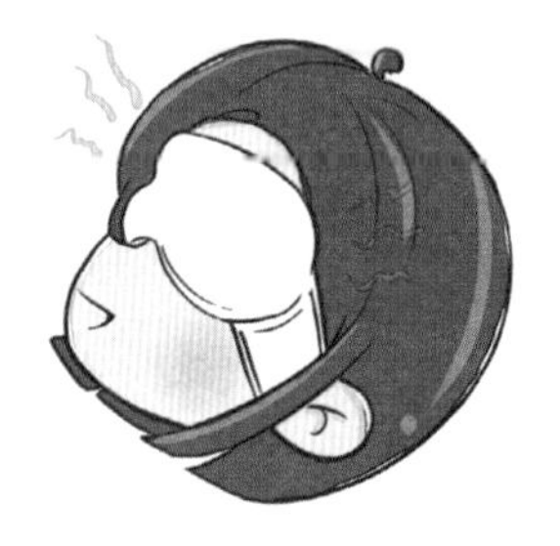

热敷眼罩

每天可使用 1～2 次，

每次热敷 15～20 分钟。

热敷使用热毛巾不可以吗？

两个有什么区别吗？

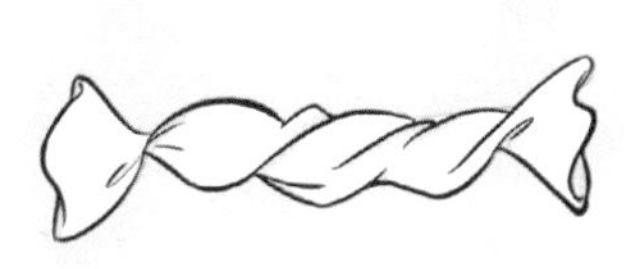

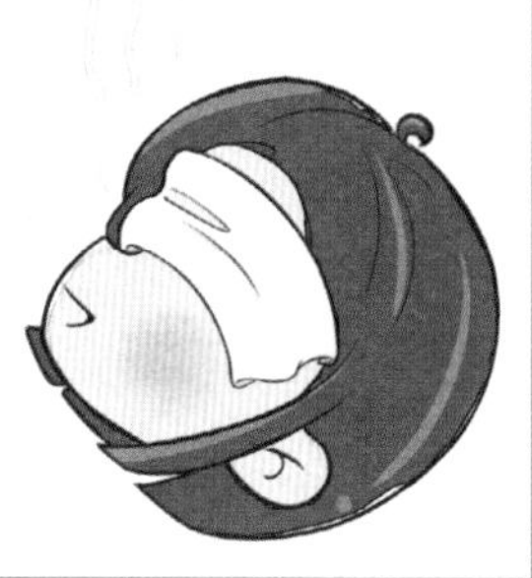

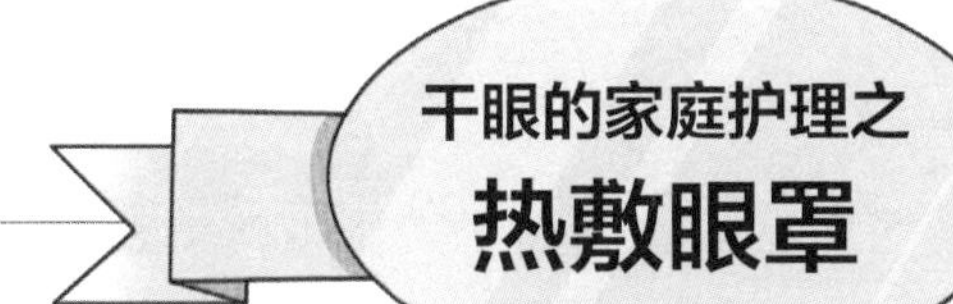

干眼的家庭护理之 热敷眼罩

不一样的哦！

正常睑脂溶解温度为 32℃

溶解
32℃

病理性睑脂的溶解温度是

37℃ 以上

需要 40～45℃恒定的温度，
热敷维持 10～15 分钟，睑脂才会融化。

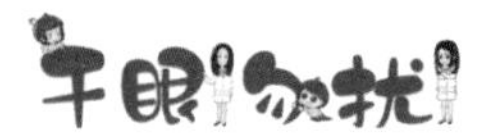

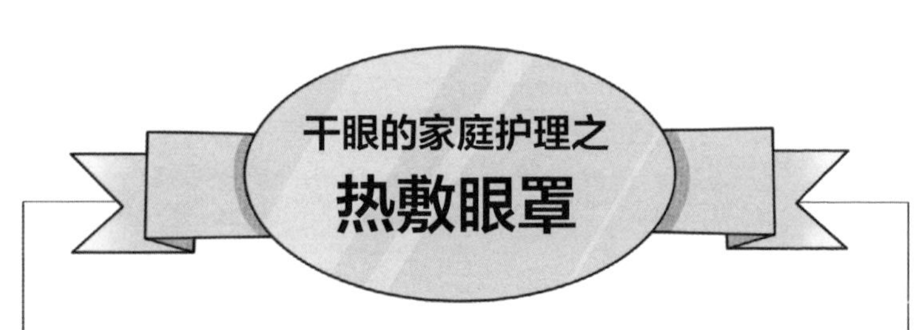

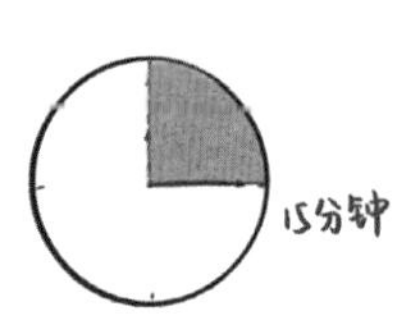

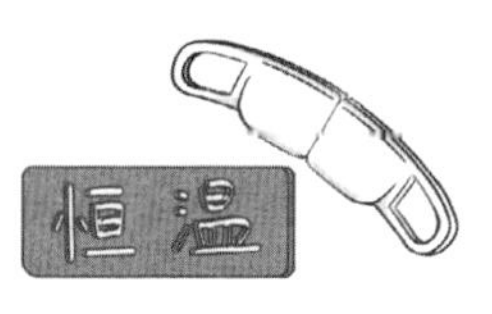

病理性睑脂

溶解

专业的热敷眼罩才能达到这个效果，

从而帮助病理性睑脂充分融化。

热毛巾的温度很难控制，或高或低，

温度维持的时间一般也就三四分钟，

所以无法替代热敷眼罩。

干眼的家庭护理之
按摩镊的使用

这个是家中使用的按摩镊

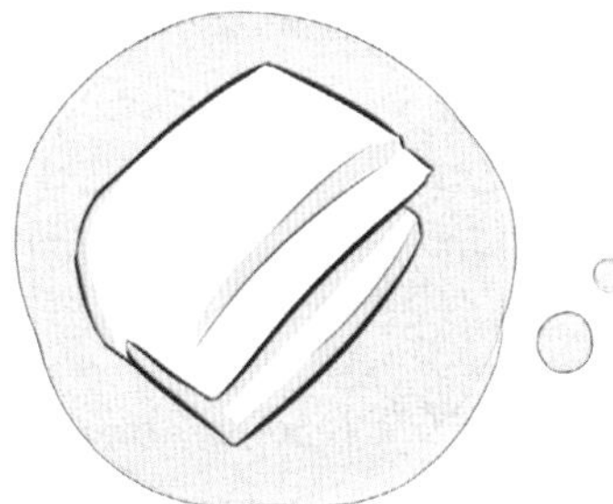

按摩镊可模拟
眼轮匝肌对睑板腺的
生理挤压效果。

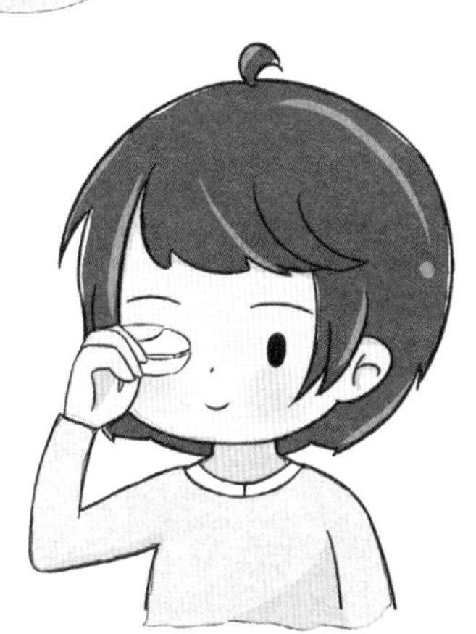

在按摩过程中可挤压
睑板腺，使已受热融
化的流动睑脂排出。

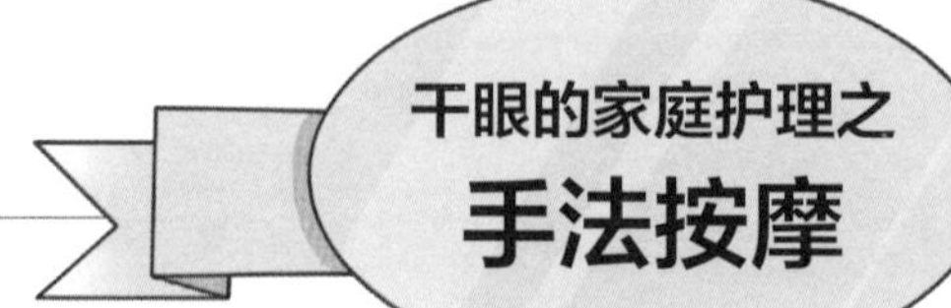

如果没有任何辅助器具，
也可以使用手法按摩。

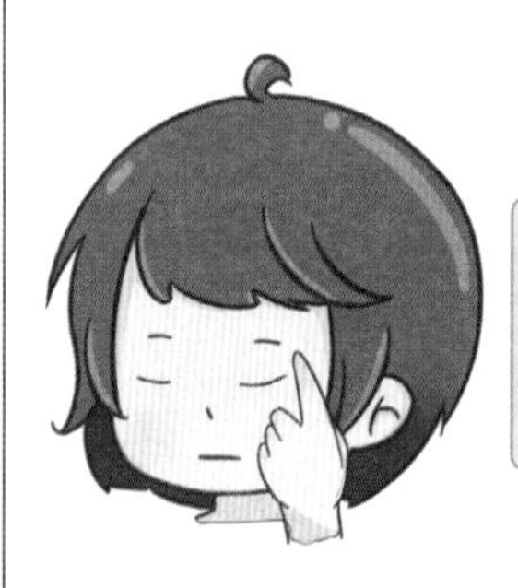

局部热敷后，轻闭双眼，用手指向外牵拉外侧眼角，固定上下眼睑。

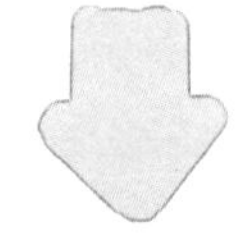

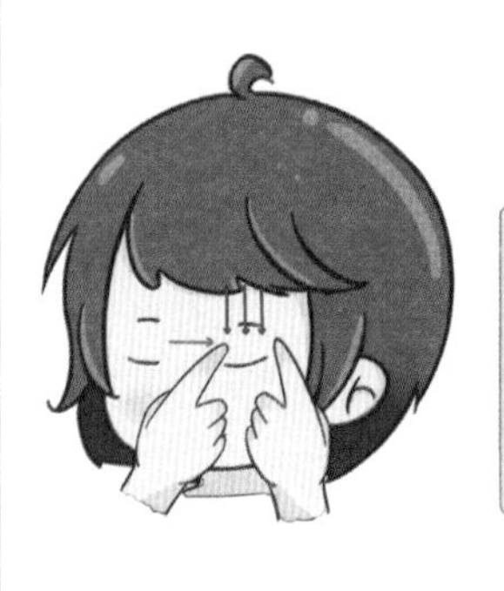

用另一手的示指自内向外按图示的方向和顺序，对上眼睑进行轻柔按压。

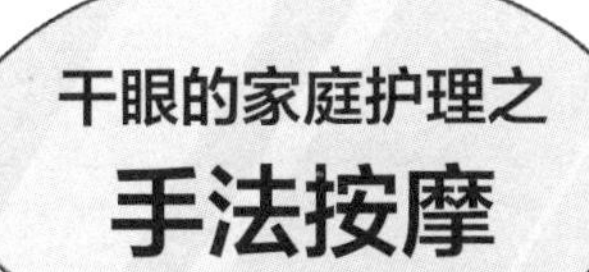

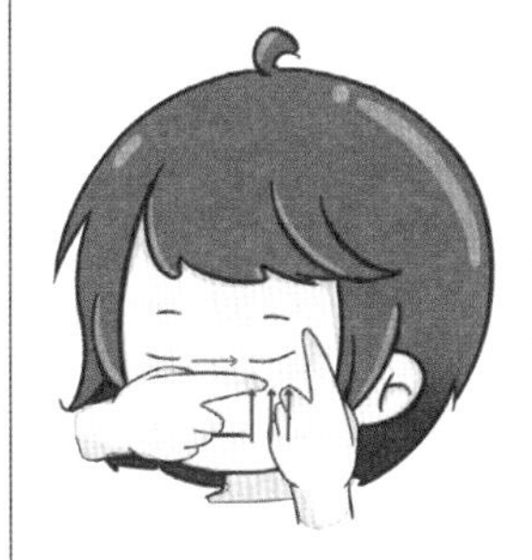

用同样的方式按照图示的方向和顺序，对下眼睑进行轻柔按压。

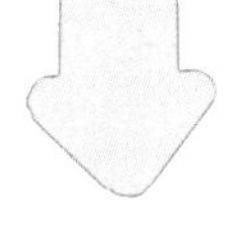

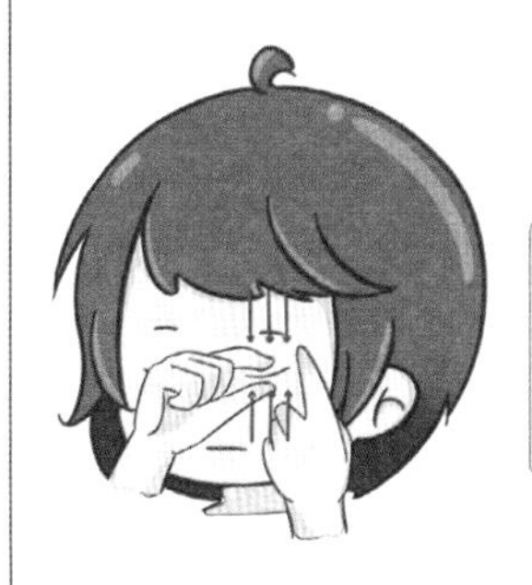

除分别对上下眼睑进行按压以外，也可用大拇指和示指将上下眼睑互相推挤。

按摩上眼皮时从上往下，按摩下眼皮时从下往上，按摩时间为 5 分钟。

看分泌出的油脂形态可判断油脂质量。

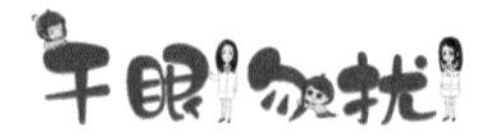

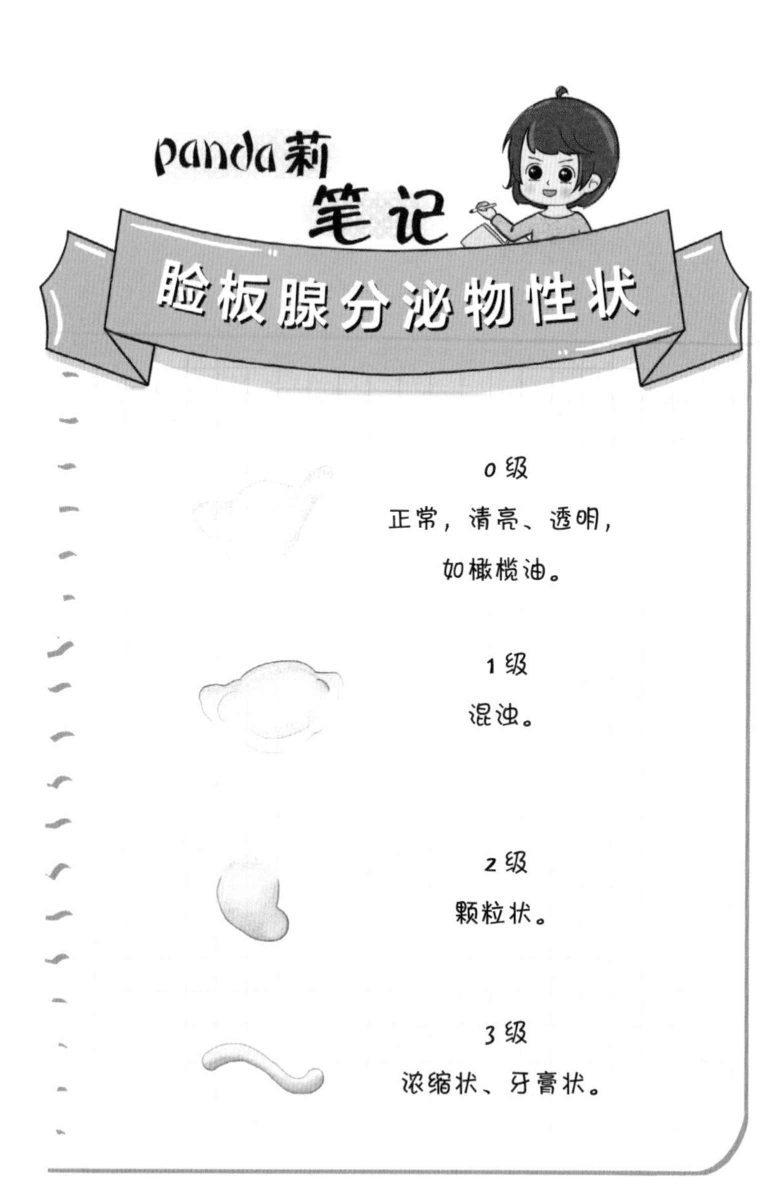
panda莉
笔记
睑板腺分泌物性状
0级
正常，清亮、透明，
如橄榄油。
1级
混浊。
2级
颗粒状。
3级
浓缩状、牙膏状。

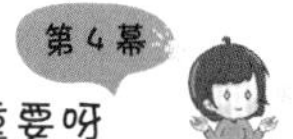

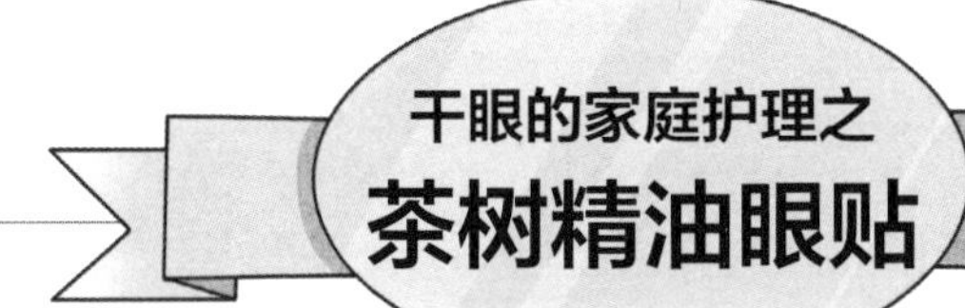

干眼的家庭护理之
茶树精油眼贴

茶树精油中含有4-松油醇

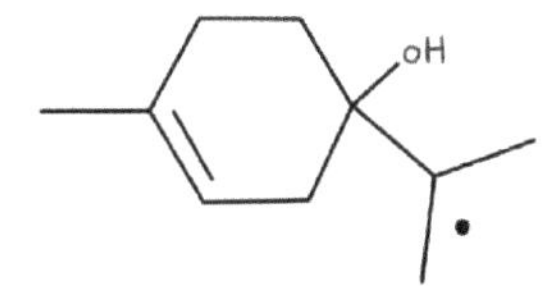

4-松油醇

4-松油醇具有杀虫活性，能有效杀灭睫毛根部、颜面部腺管内毛囊蠕形螨、皮脂蠕形螨，减轻螨虫过度增殖引起的不适症状。

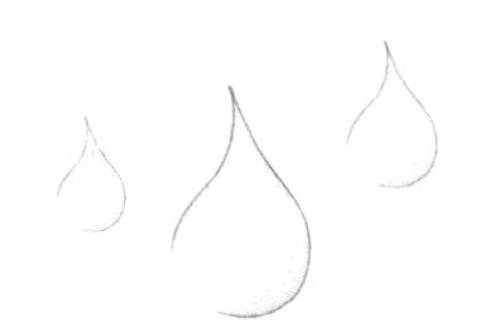

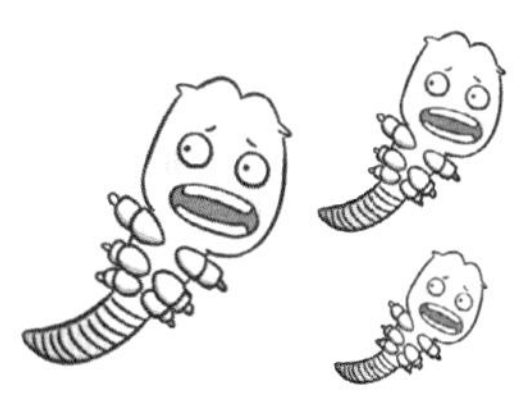

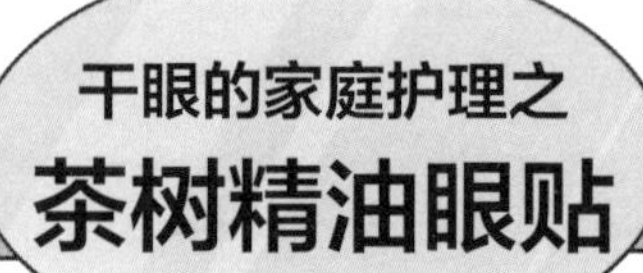

因为茶树精油比较刺激，有过敏体质的人使用前可先在手腕上试 10 分钟。

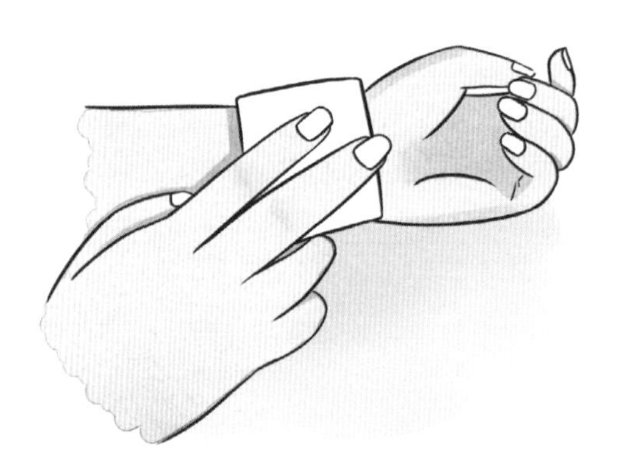

如有红、肿、皮疹等反应，应立即停止使用！

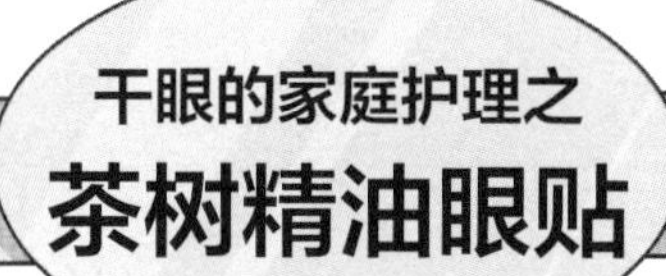

干眼的家庭护理之
茶树精油眼贴

茶树精油眼贴，一包里面有两片，
在清洗完面部后
分别敷在左右眼上，
闭眼休息 15 分钟。
注意不要让药液进入眼睛里面。

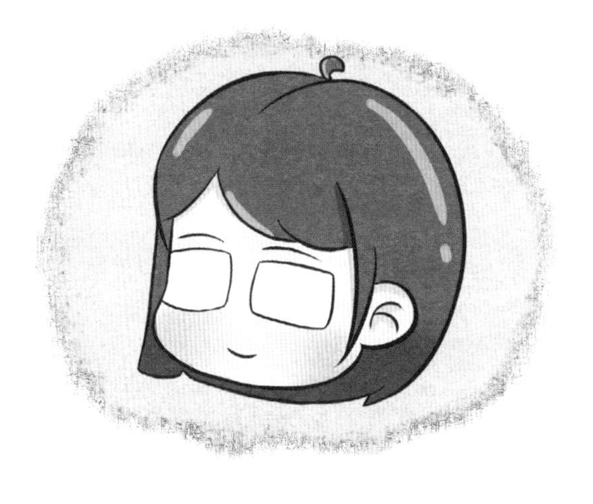

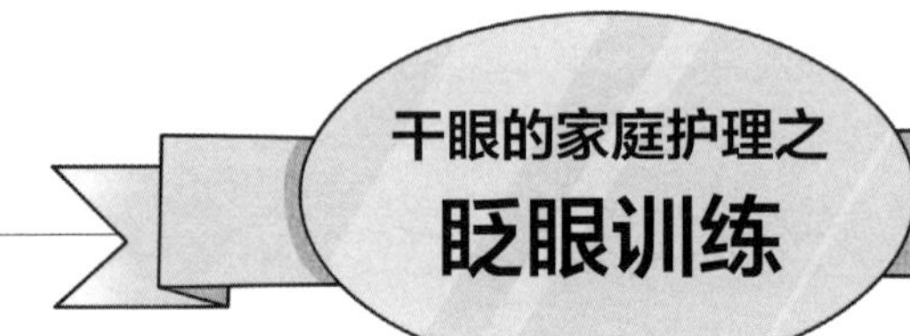

干眼的家庭护理之

眨眼训练

如果不完全眨眼比例很高，
在家一定要配合眨眼训练，
可以帮助睑脂的排出。

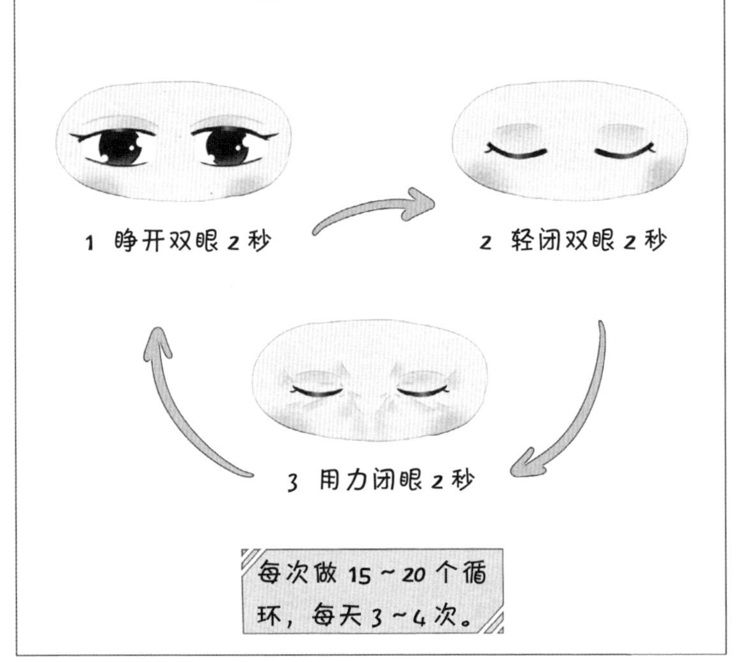

每次做15～20个循环，每天3～4次。

这些就是家庭护理的方法，
你在医院治疗完后，回去也
不能怠慢呀！

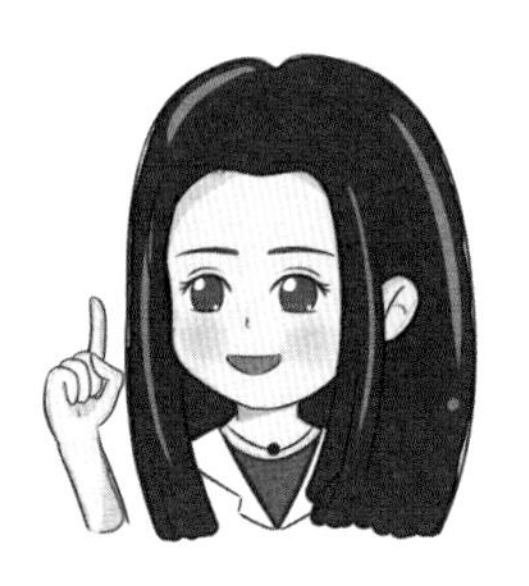

OK

回到岗位上继续努力工作的我

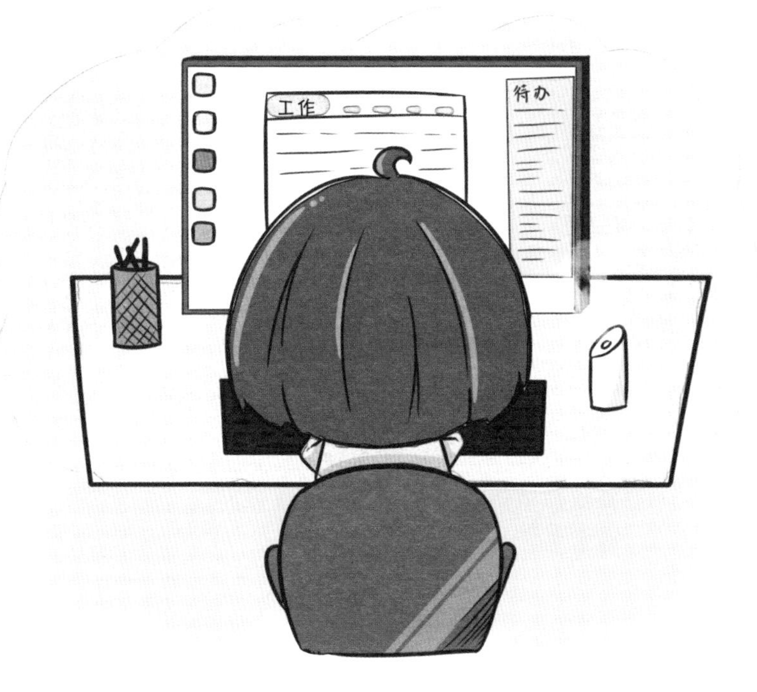

午休时间

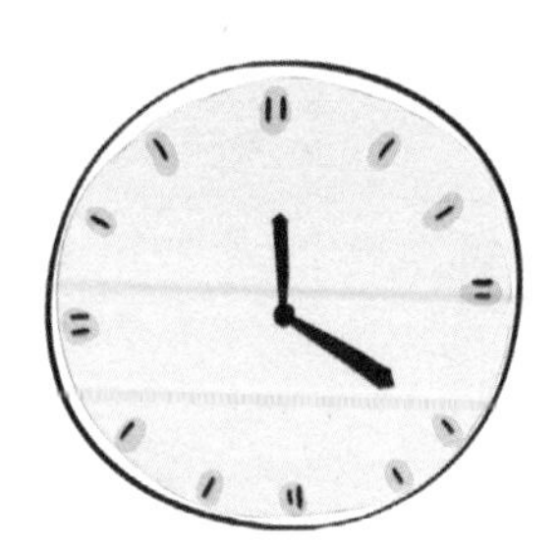

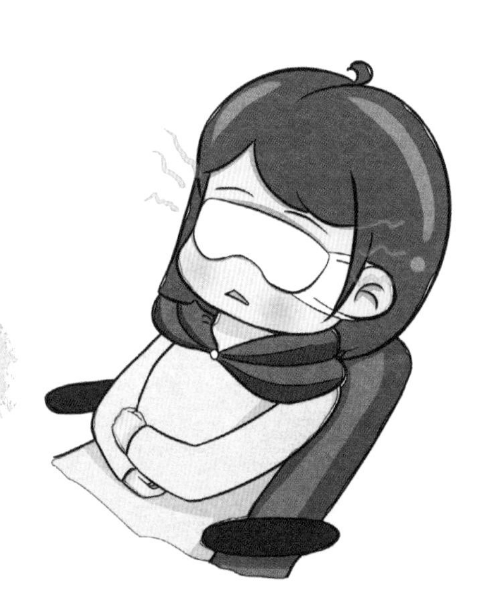

午休刚好可以戴着热敷眼罩休息，不得不说，戴着热敷眼罩睡得更舒服，简直一举两得。

戴热敷眼罩睡觉起来后，明显没有日常午休起来眼睛干涩的症状。

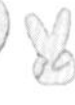

打卡下班，回家啰！

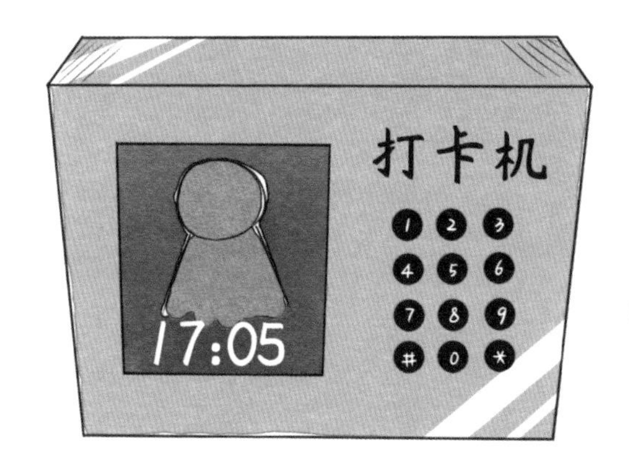

晚上九点

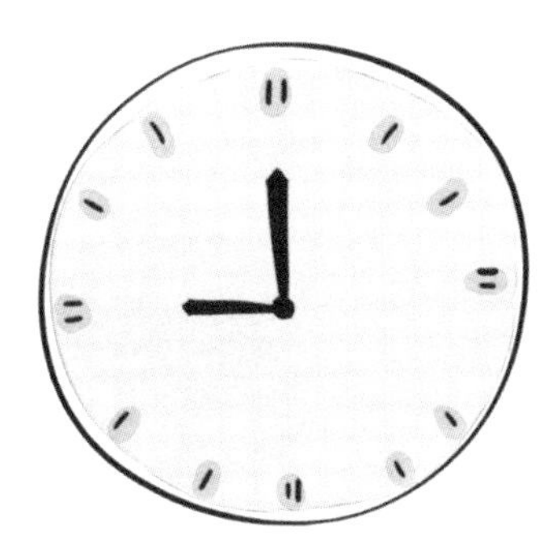

今天不熬夜，要早点睡觉！

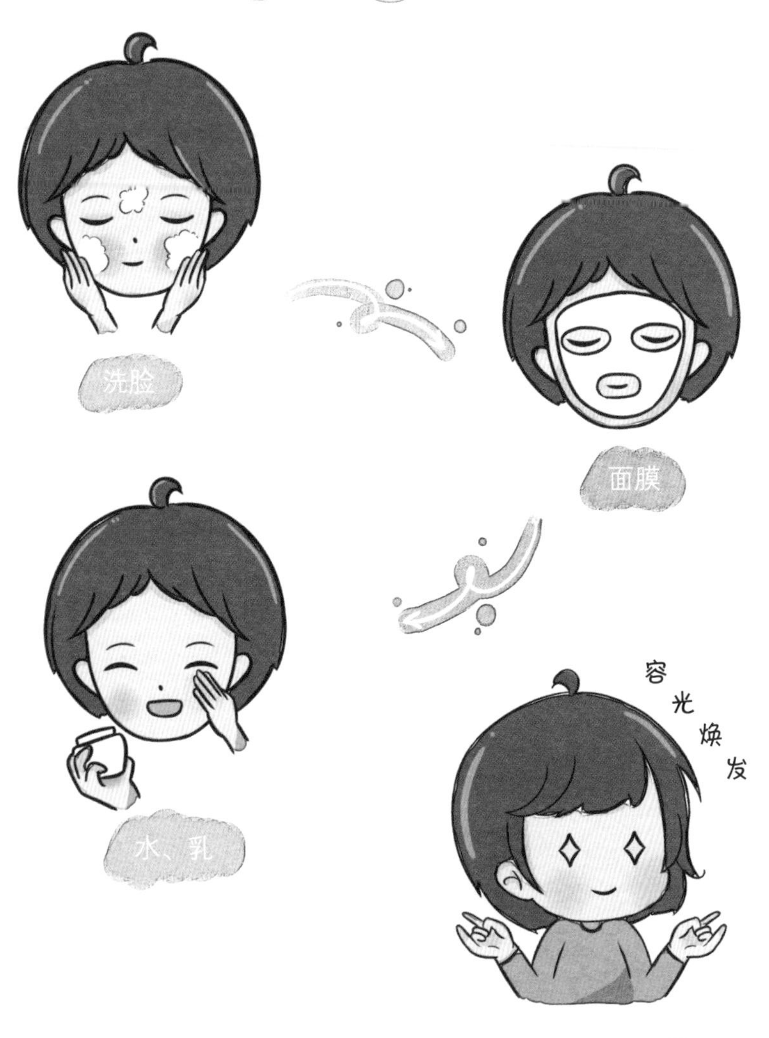
作为一个精致的猪猪女孩睡前护肤必不可少。
洗脸
面膜
水、乳
容光焕发
完美！关灯睡觉！

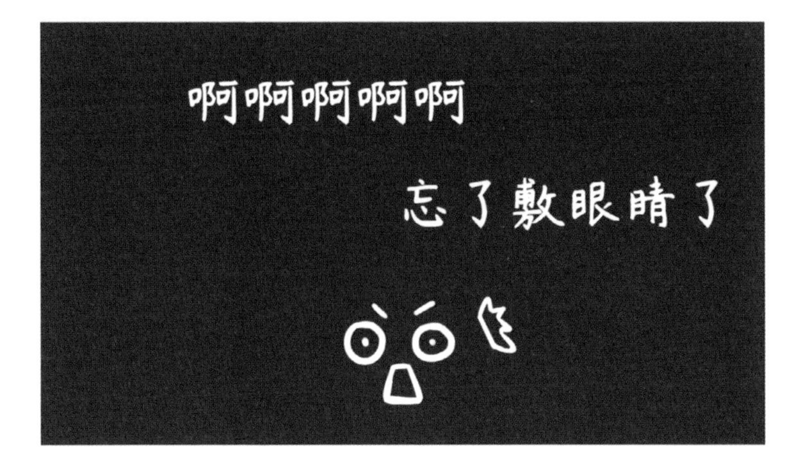

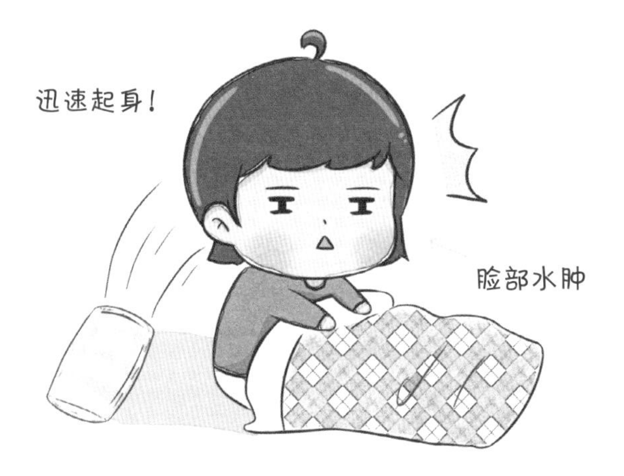

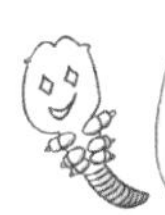

不行不行，一定要坚持！
想想那些蠕动的螨虫！

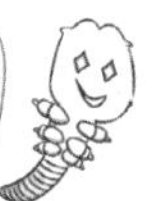

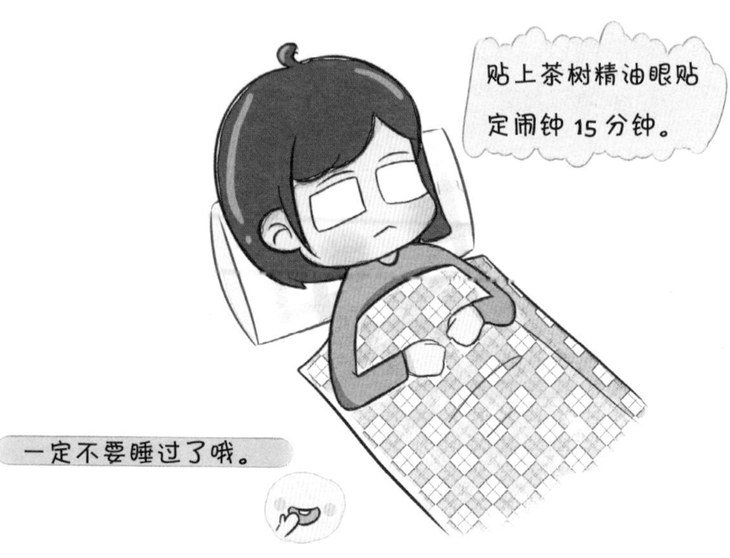
贴上茶树精油眼贴
定闹钟 15 分钟。
一定不要睡过了哦。

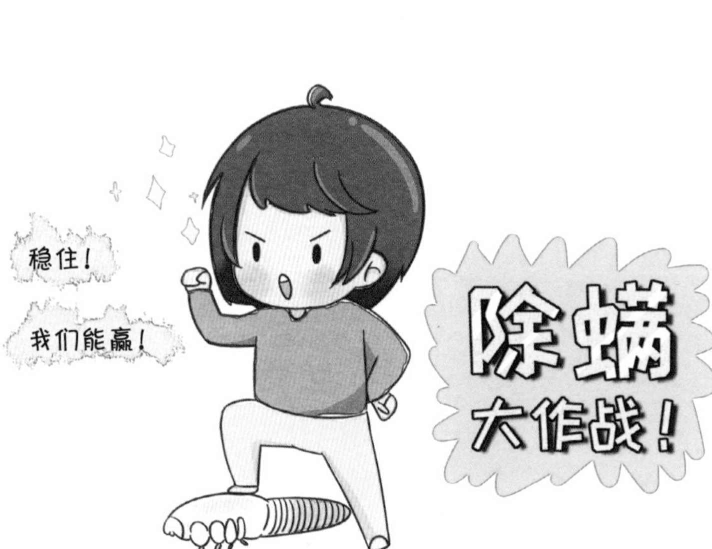
稳住！
我们能赢！
除螨
大作战！

第5幕

我有一双“激光眼”

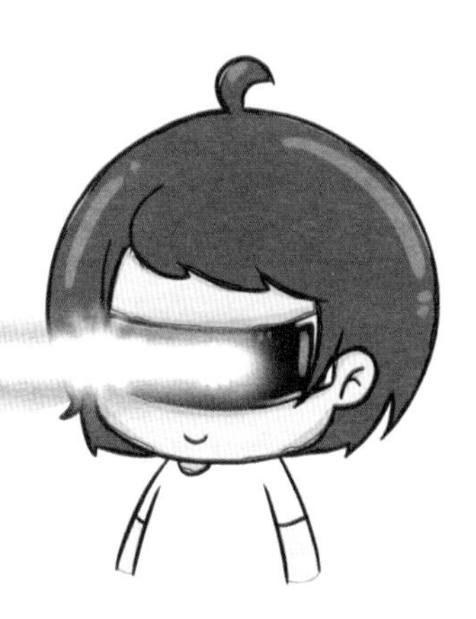

几周后……

我虽然一直在坚持家庭护理，

但只要加班熬夜，

眼睛还是会干涩、有疲劳感，

特别容易累！累！累！

不过我觉得应该
没什么大碍吧！

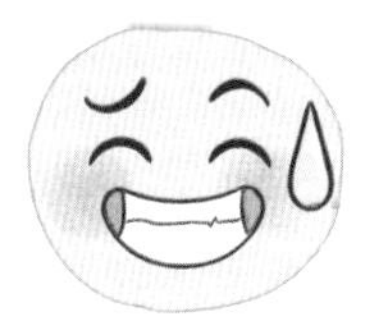

日常打卡上班中

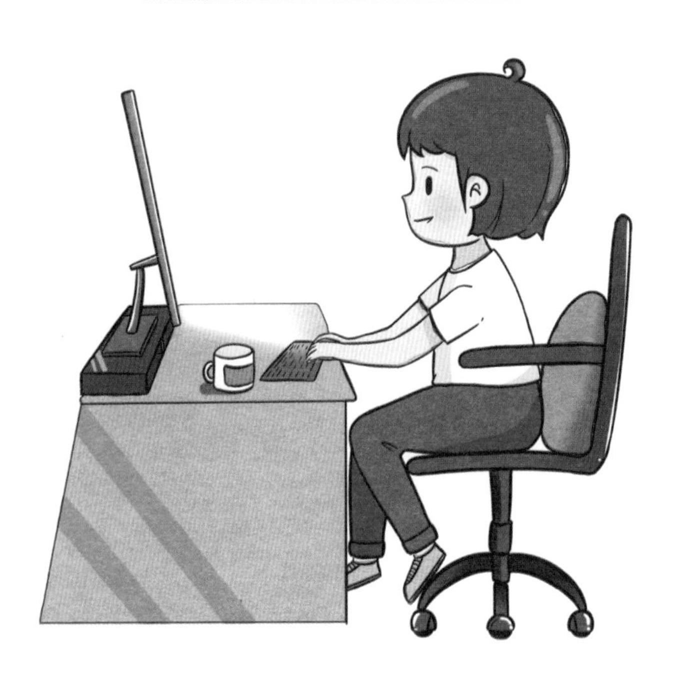

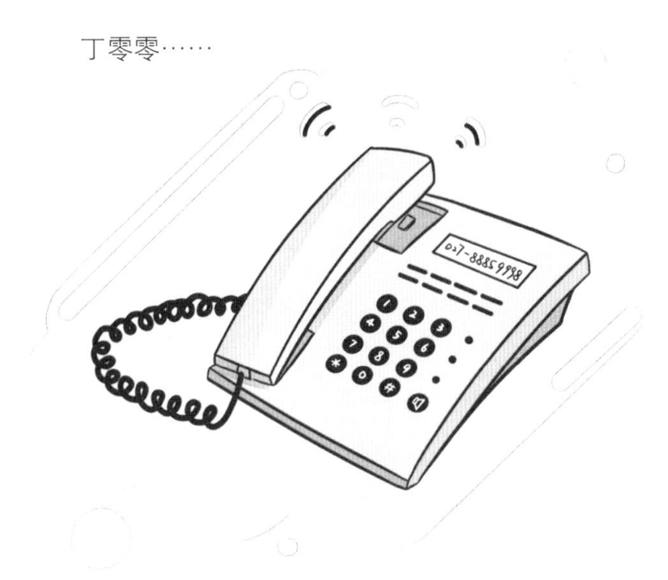

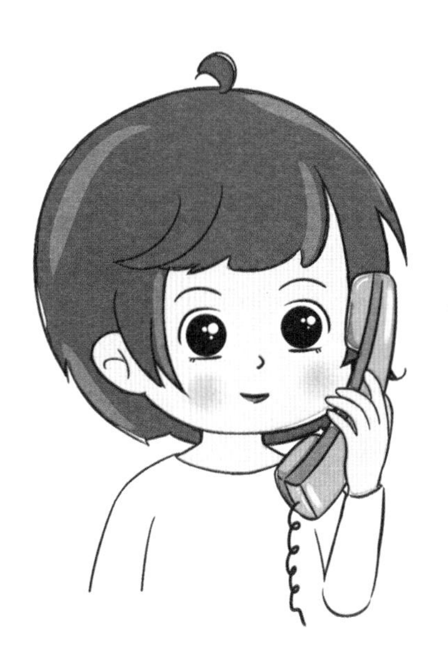

喂

这边是7楼住院部，有一个典型的案例，你可以采访宣传一下。

好的，
我准备好了就过去。

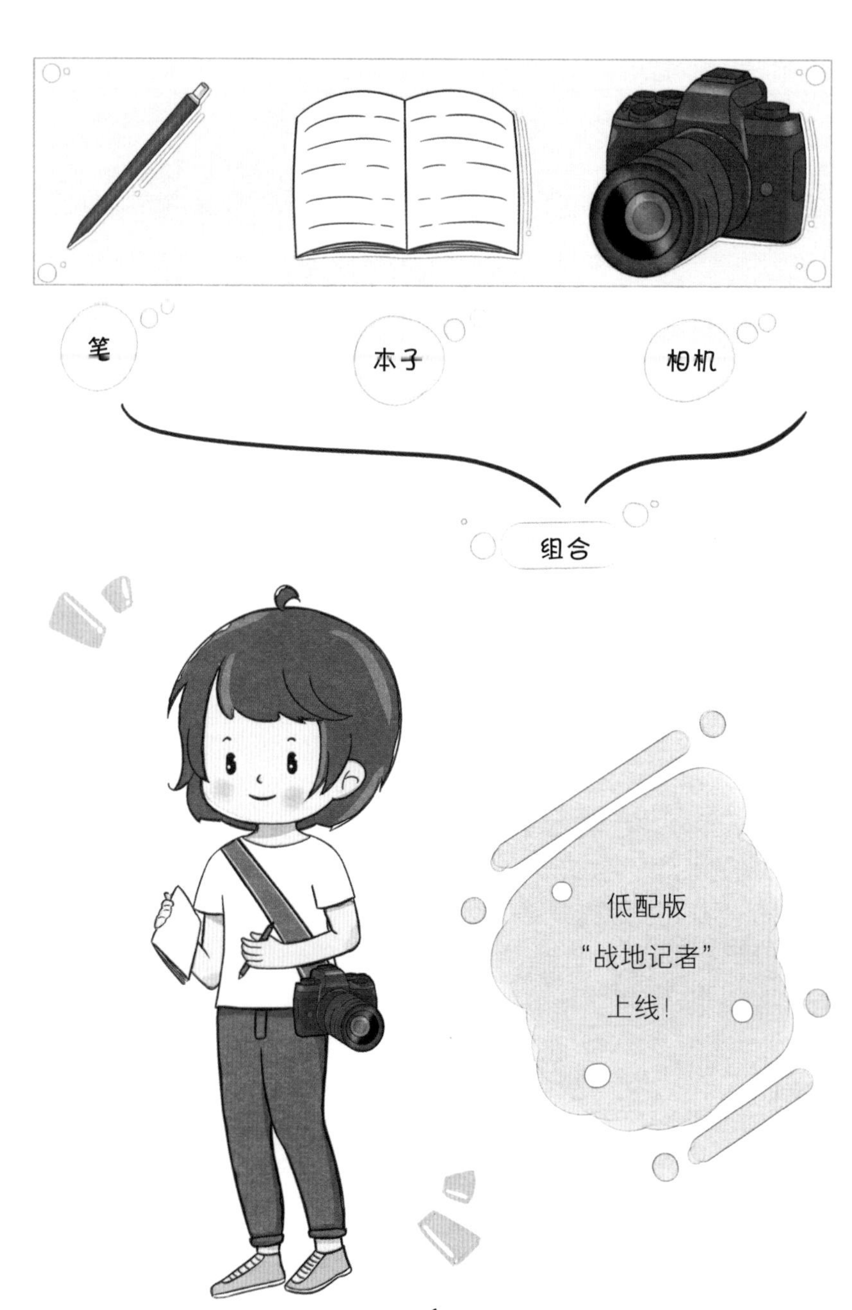
笔
本子
相机
组合
低配版
“战地记者”
上线！

到了 7 楼，

曾院长正在给患者做检查。

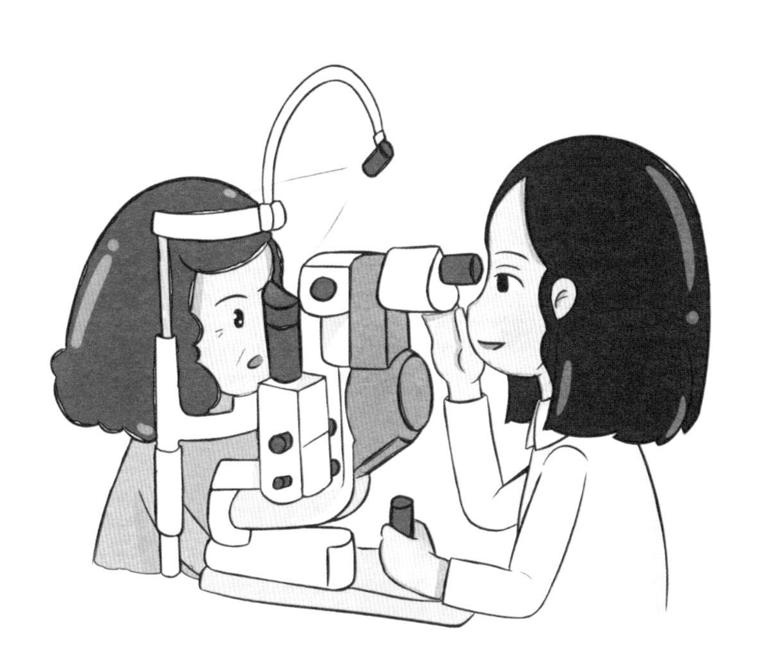

这位患者到底

是得了什么“典型”的病呢？

这位患者刚刚做了角膜移植。

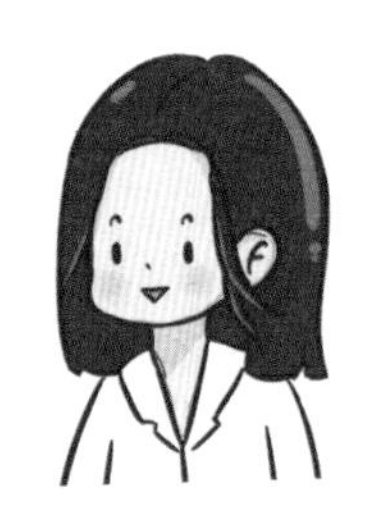

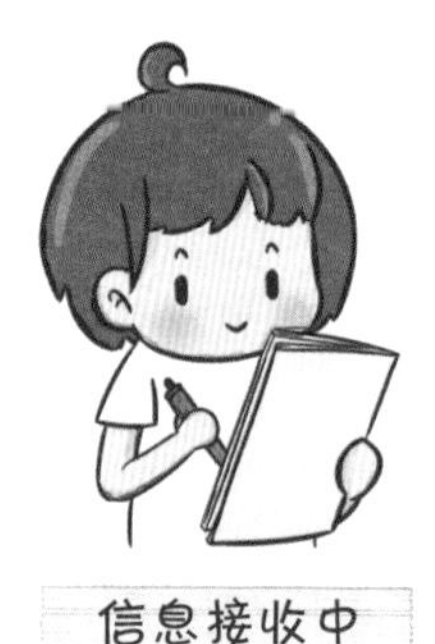

角膜移植，嗯！
是什么原因呢？

因为干眼哦。

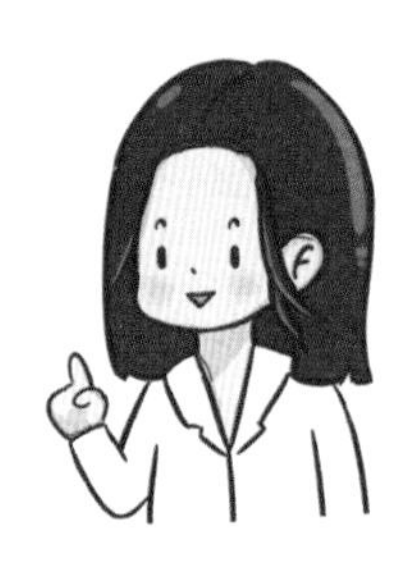

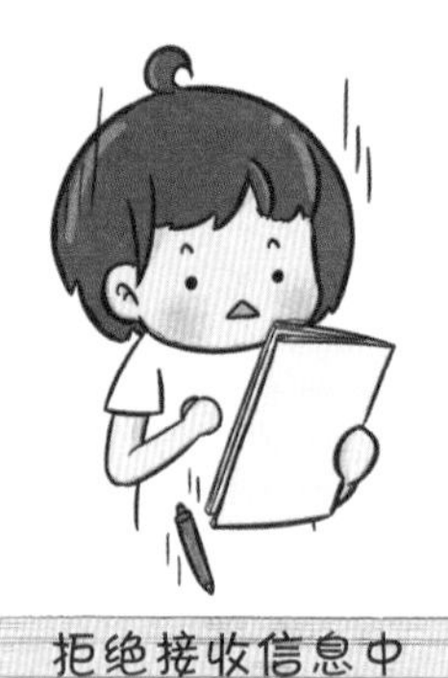

因为干眼，
居然做角膜移植了？！

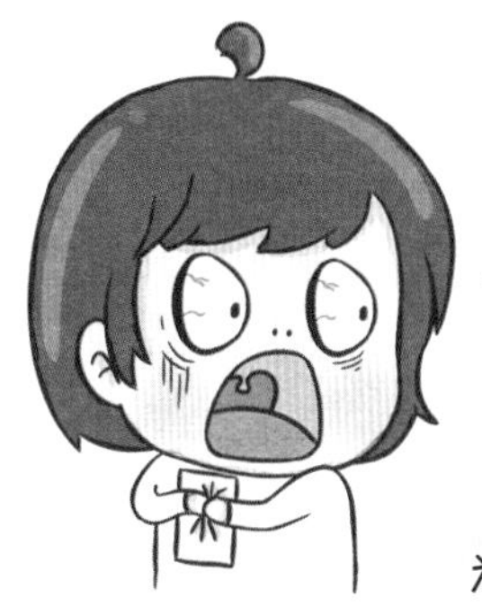

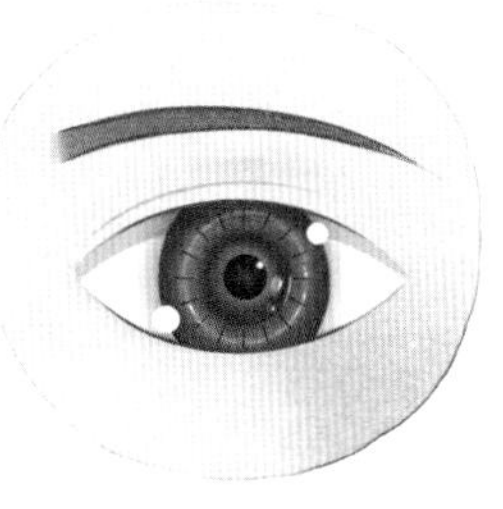

干眼而已，
为什么会严重到需要角膜移植啊？

干眼要是不引起重视，后果也是很严重的！上次检查后，你有好好接受治疗吗？

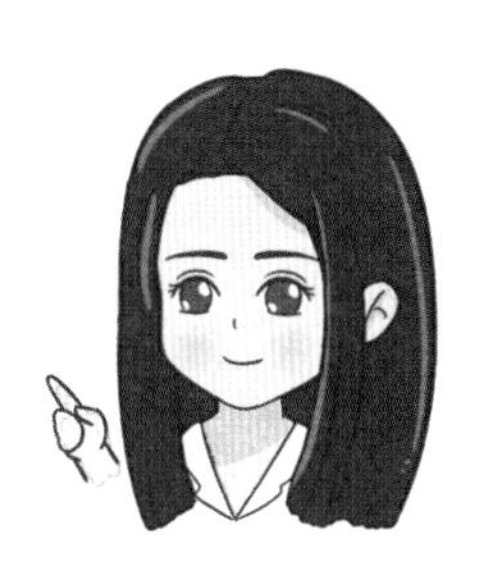

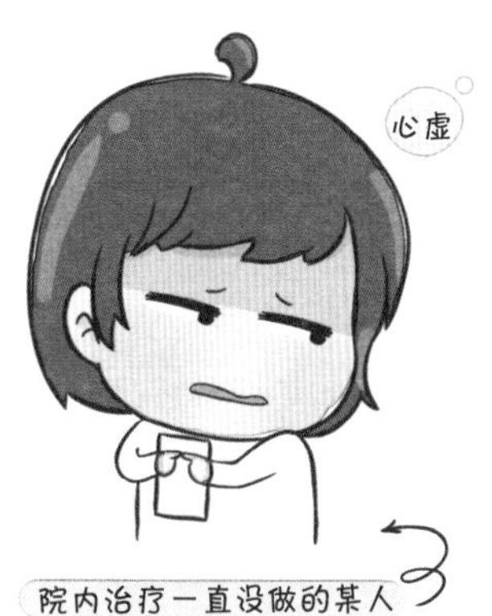

额……有啦，
家庭护理有很认真在做啦。
院内还在做，还在做，还在做……超小声

干眼的危害

可是，干眼不是一个很普遍的病吗？怎么会演变得这么严重？

你知道温水煮青蛙吧。

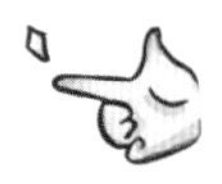

干眼这种慢性疾病如果不好好治疗，开始不觉得有什么。

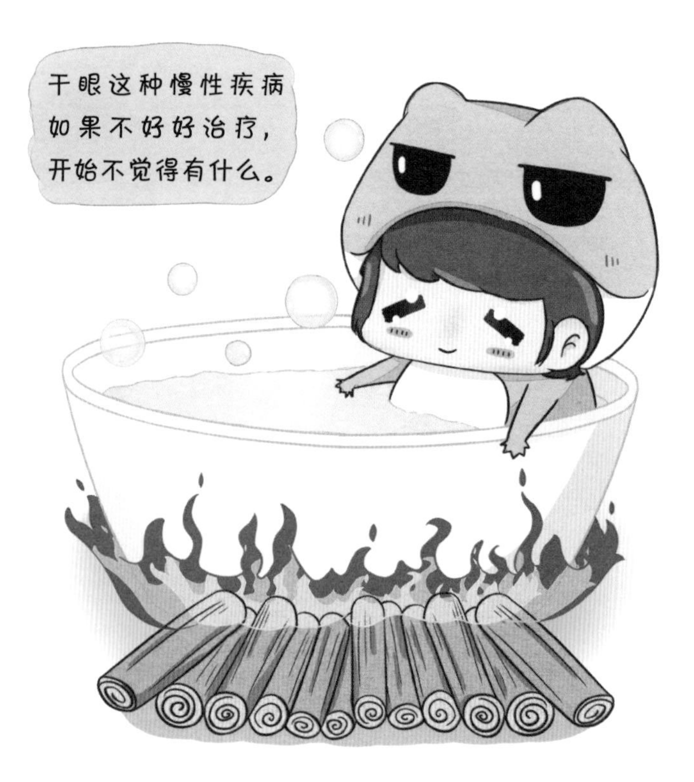

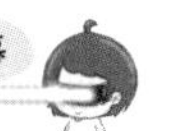

温度慢慢升高（干眼情况变严重），你可能有些许不适应，因为可以忍受，并没有多在意，

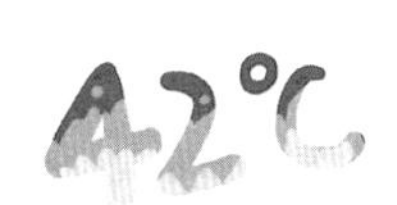

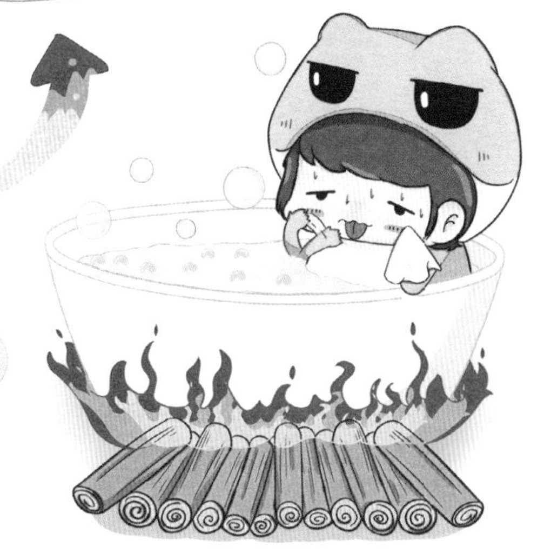

但是随着温度越来越高，你的不适感越来越重，

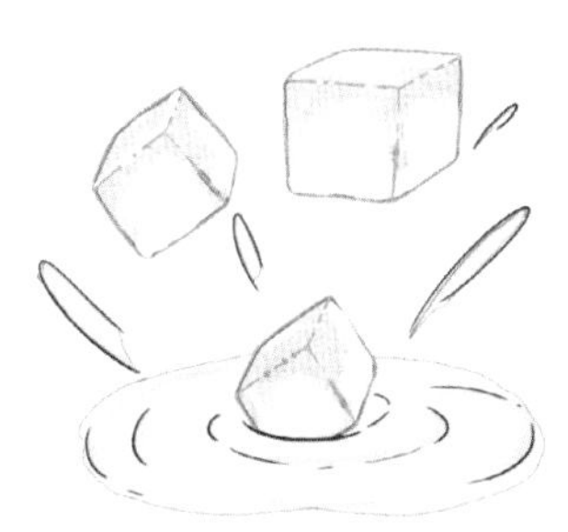

你开始想办法降温，

加冰块或者凉水（人工泪液），

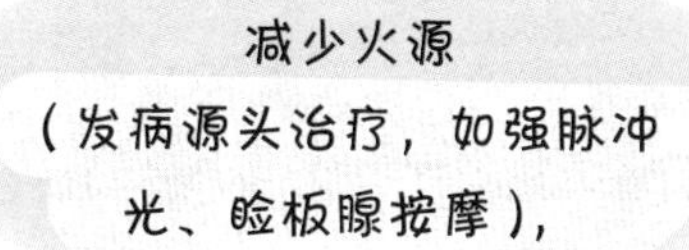

减少火源（发病源头治疗，如强脉冲光、睑板腺按摩），

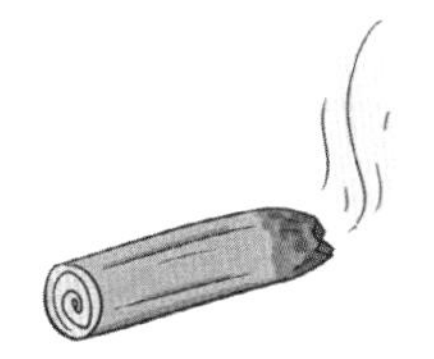

如果开始得及时，
可能会有救。

但是！

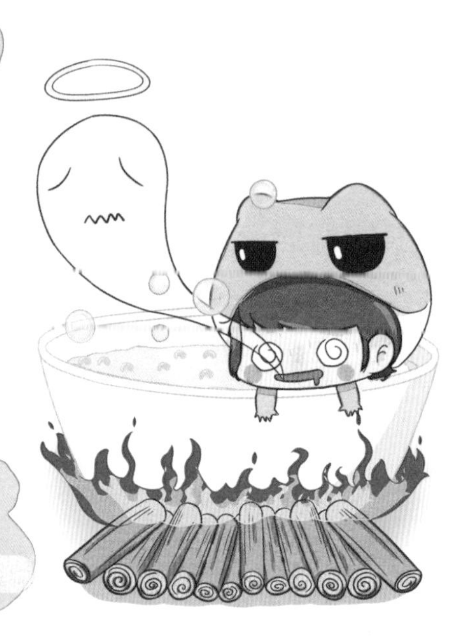

如果开始得太晚，
水的温度已经很高，
降温的速度远远赶不
上升温的速度
（此时的干眼治疗已
经不能弥补伤害了）。

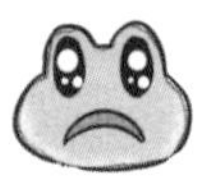

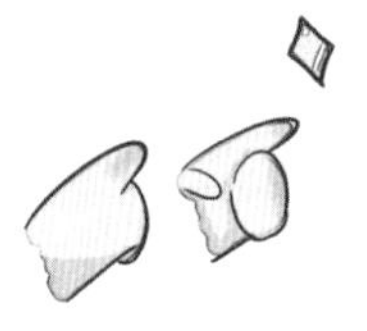

最后青蛙葬身开水锅
（相当于不好好治疗最
后角膜会溶解穿孔）。

以上虽然是打比方，

不是吧……

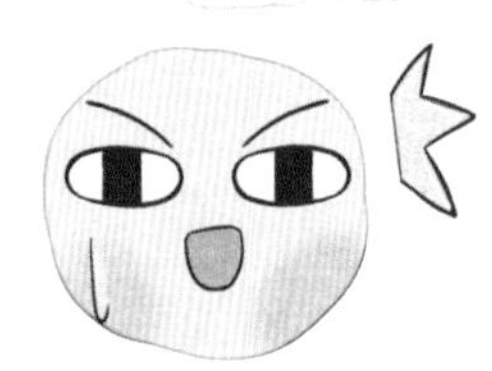

但是很多干眼后期患者
都表示那种煎熬和自己
在热水里面烫没区别。

干眼后期患者的感觉

会因为眼睛疼痛完全睡不着觉。

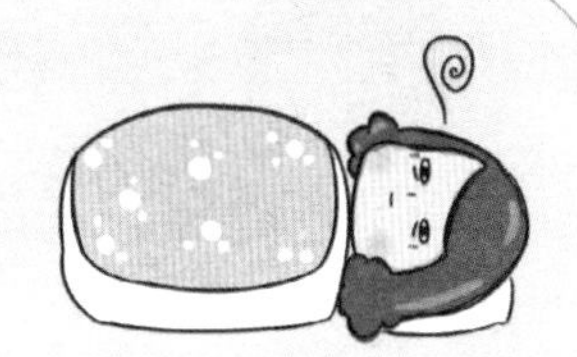

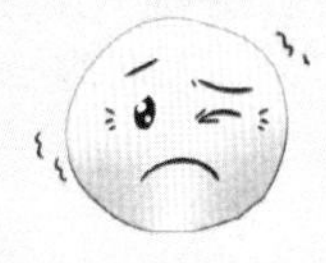

就算是普通的眨眼都觉得疼痛煎熬。

因为各种眼睛不适，而抑郁、烦躁！甚至愿意缩短寿命来换取无干眼天数。

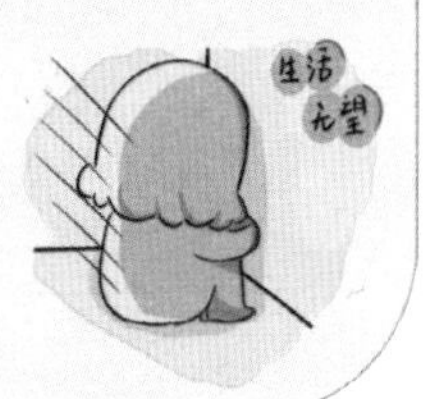

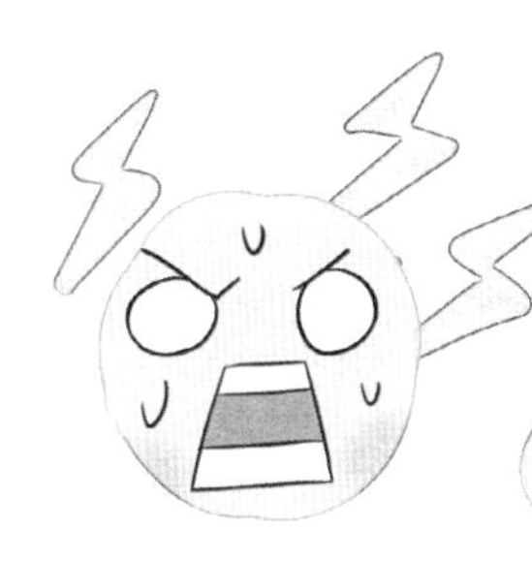

天啊！我的天啊！
所以这位阿姨
是和我一个类型的干眼吗？

看来还是要好好保护眼睛，坚持治疗啊。

和你不同的是，她是水液缺乏型干眼。

水液缺乏型干眼

泪液分泌试验小于 5 毫米
或泪河高度小于 0.2 毫米
会被判定为水液缺乏型干眼。

水液缺乏型干眼的原因

年龄、环境（空调、干燥等）、眼部手术或用药后以及配戴隐形眼镜等。

尤其需要注意的是……

院长科普时间

此类型干眼中有相当一部分患者与系统性自身免疫疾病相关。

如干燥综合征、类风湿关节炎、系统性红斑狼疮等……

像类风湿关节炎，
这种疾病除了导致关节变形以外，
最常见的表现就是干眼。

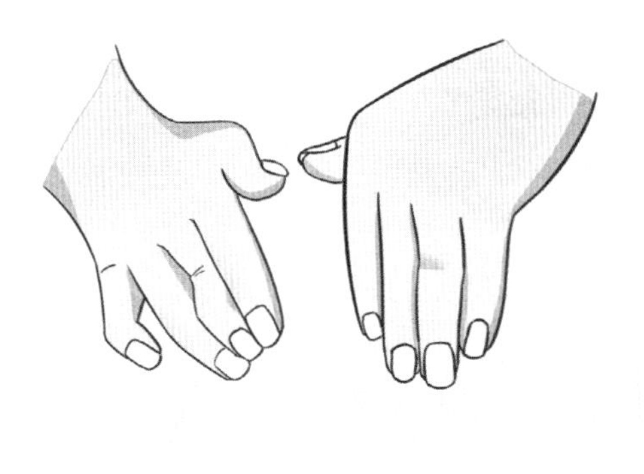

院长科普时间

而且这种类型的干眼，很容易导致角膜溶解、溃疡甚至穿孔。

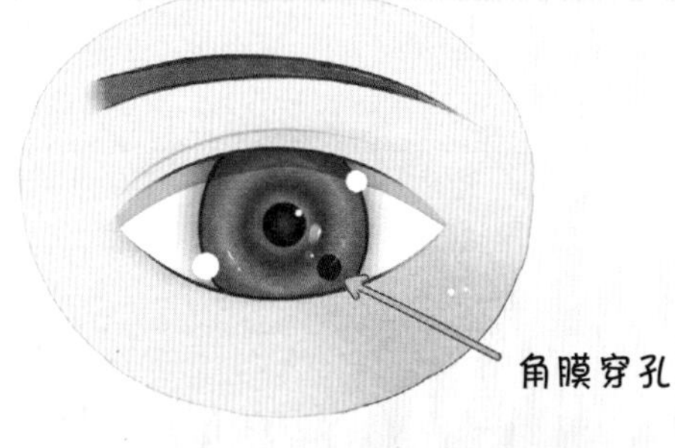

这位患者患有类风湿关节炎已经有 10 年了。

虽然眼睛感觉到不适，但是因为身体的疼痛感受更强，所以一直疏于对眼睛的治疗，最终导致角膜穿孔而做了角膜移植手术。

这种情况，日后需要长期进行抑制免疫反应的全身局部药物治疗和针对干眼的治疗，才能保护移植的角膜不再出问题。

院长科普时间

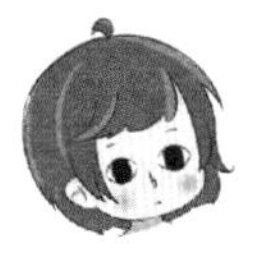

那我这种干眼，应该不会很严重吧？

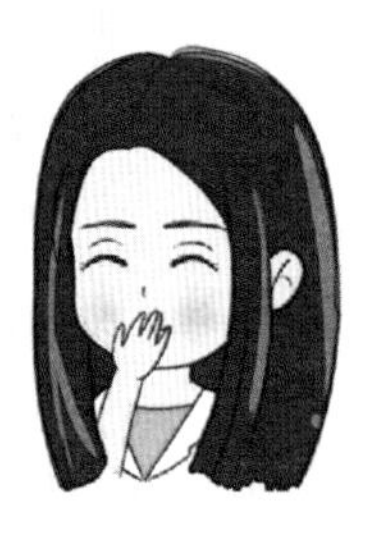

你如果好好治疗就不会，
不然的话，嘿嘿嘿……

你的干眼是蒸发过强型，
原因是睑板腺功能障碍
合并蠕形螨睑缘炎。

这种情况不好好治疗，很容易导致角结膜发炎，进而演变成睑缘炎相关性角结膜病变（BKC）。睑板腺功能障碍是睑缘炎相关性角结膜病变的诱因之一。

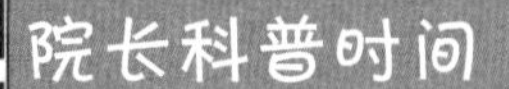

睑缘炎相关性角结膜病变的危害

睑缘炎相关性角结膜病变会导致角膜混浊、变薄，新生血管长入，甚至出现角膜穿孔。

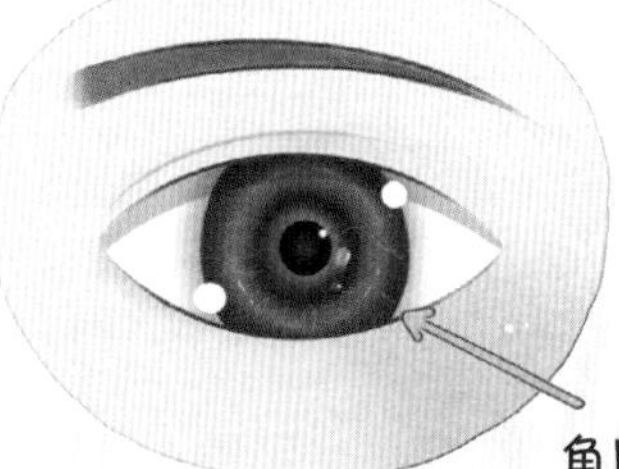

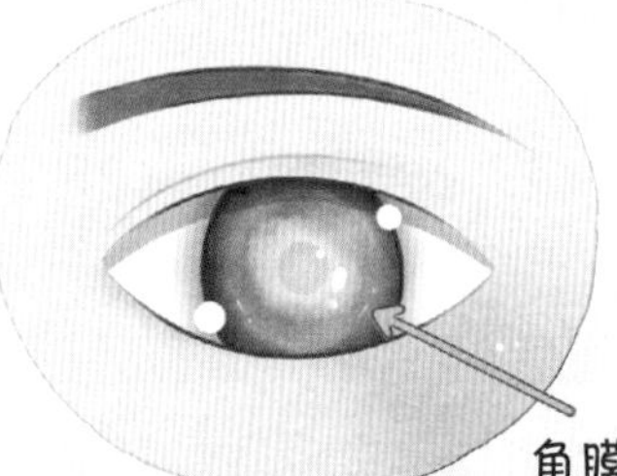

所以别小看了干眼，
平时不好好治疗，
会将你以为的“小病”拖成了大病。

采访完成后

我回到工作位整理资料。

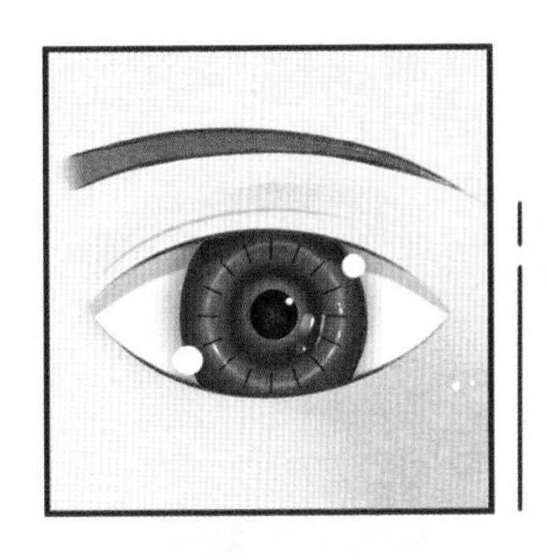

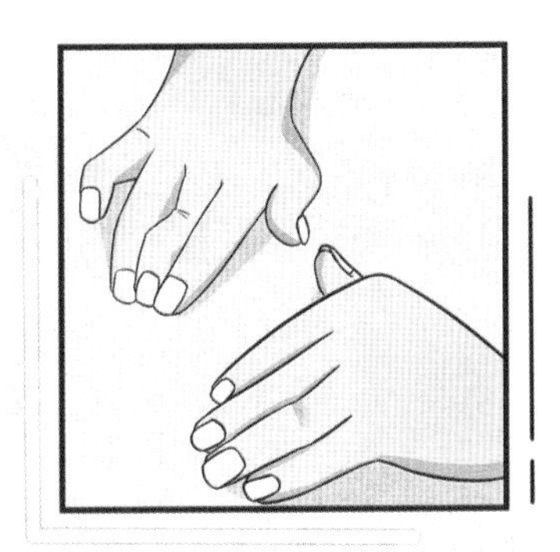

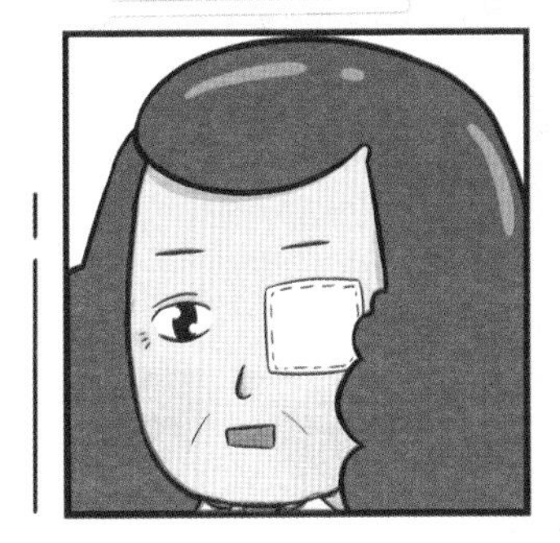

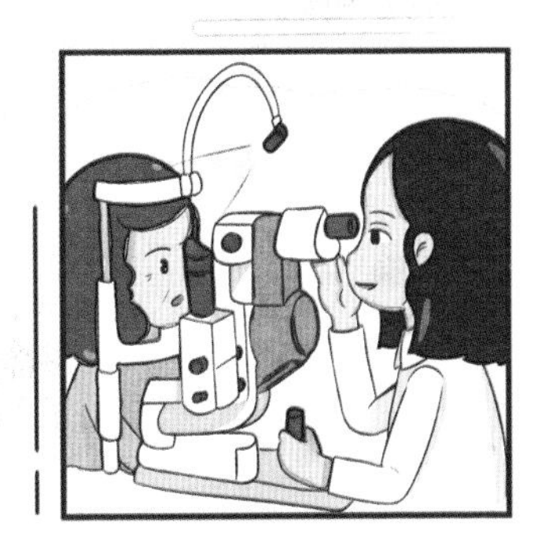

看着这些图片，越来越觉得要好好治疗，

还是要抽时间把院内的治疗也做了。

我来啦！

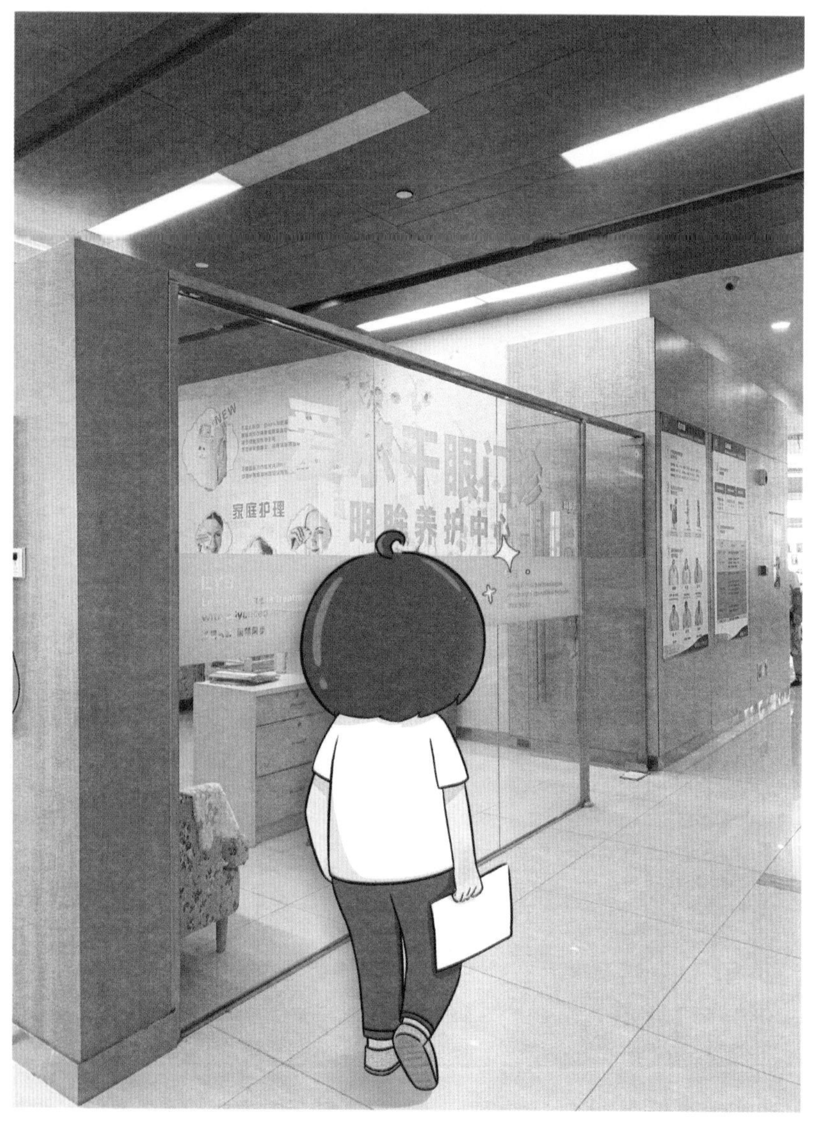

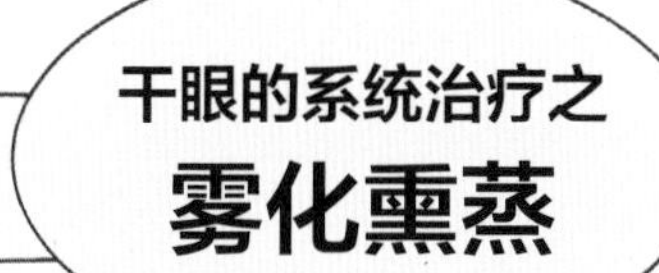

干眼的系统治疗之 雾化熏蒸

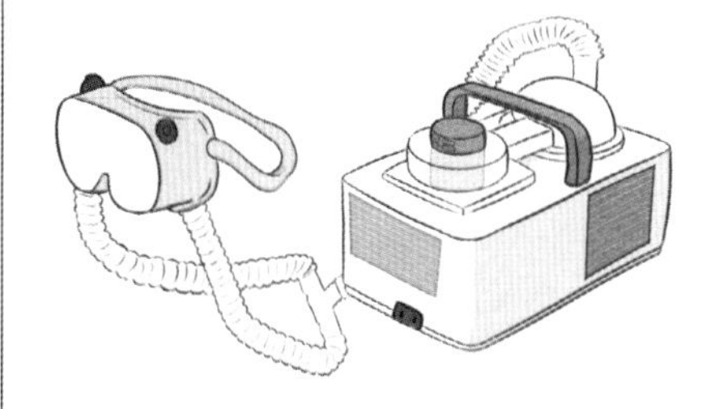

雾化熏蒸仪

在雾化仪器中注入特定药物，通过超声震动将药物雾化成微细分子，形成雾滴，药物分子直接、连续、全面作用于眼部，补充眼部水分。

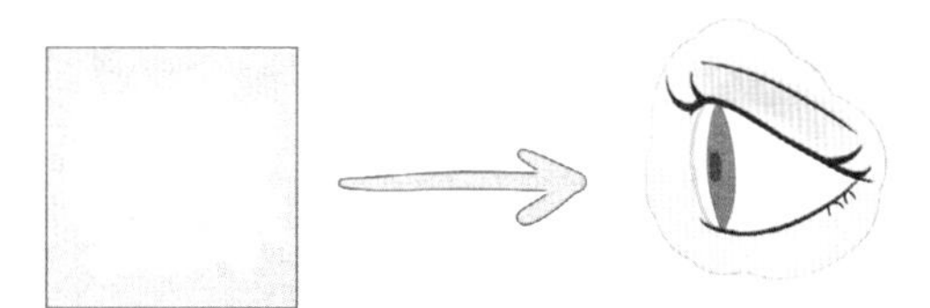

雾化熏蒸可以有效地缓解眼睛干涩、刺痒、疲劳等不适的症状。

时间：15 分钟左右

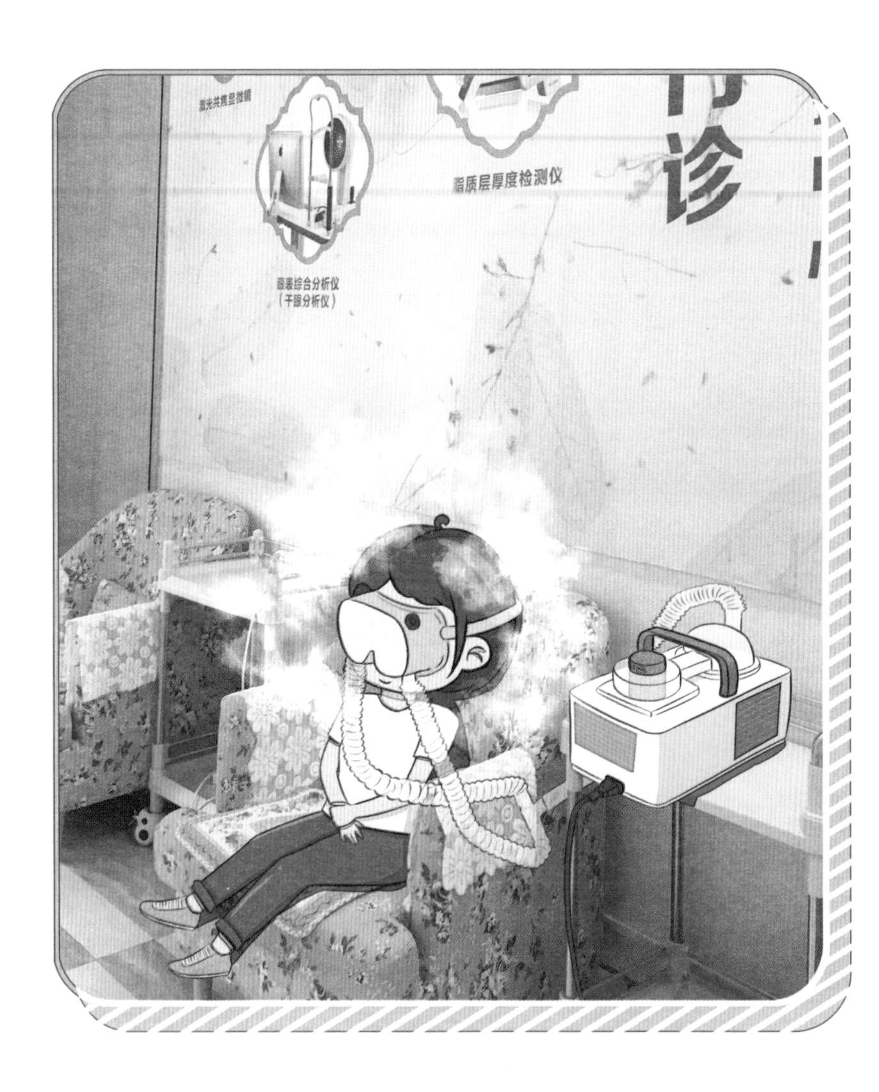

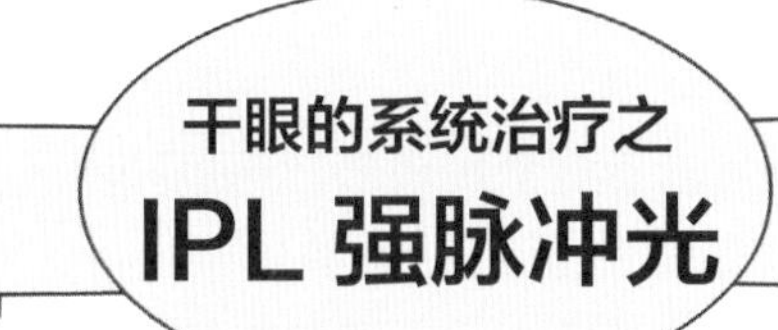

干眼的系统治疗之 IPL强脉冲光

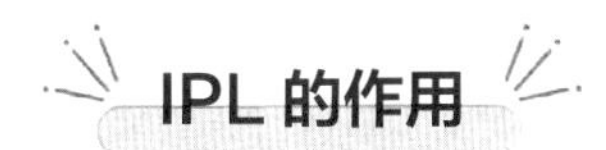

IPL 的作用

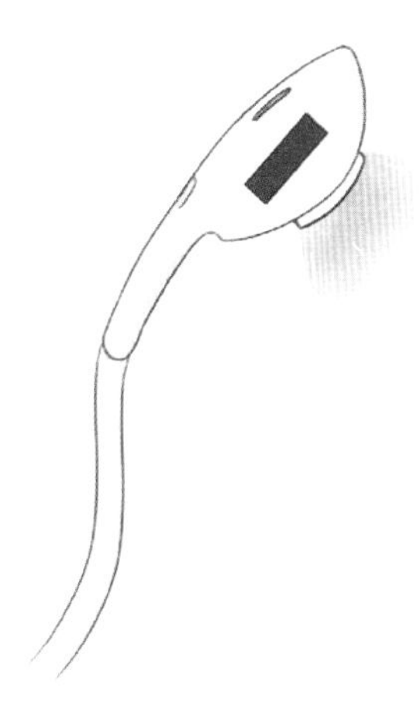

- IPL 能产生 500～1200 纳米的复合光，这种光会被血管中的血红蛋白吸收，消除新生血管的生长和炎症。
- 升高眼睑的温度，帮助睑脂融化，利于排出。
- 光化学作用会杀死螨虫。

小贴士

IPL 治疗中释放的能量可以减轻睑板腺炎症，活化睑板腺腺体功能，减轻睑板腺开口堵塞。

治疗过程中患者要佩戴护目镜，强脉冲光打在面颊上，有些温热的感觉。听说不但能治疗干眼的问题，还可以改善皮肤状况，使皮肤更光滑哦！

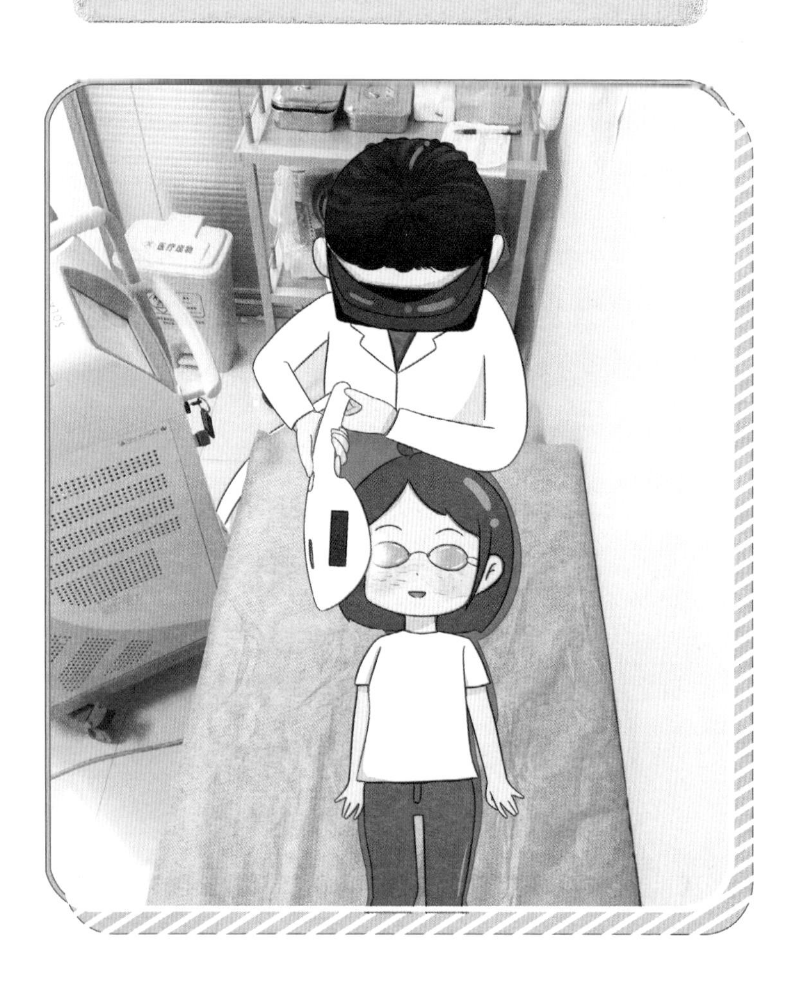

干眼的系统治疗之 睑板腺疏通及按摩

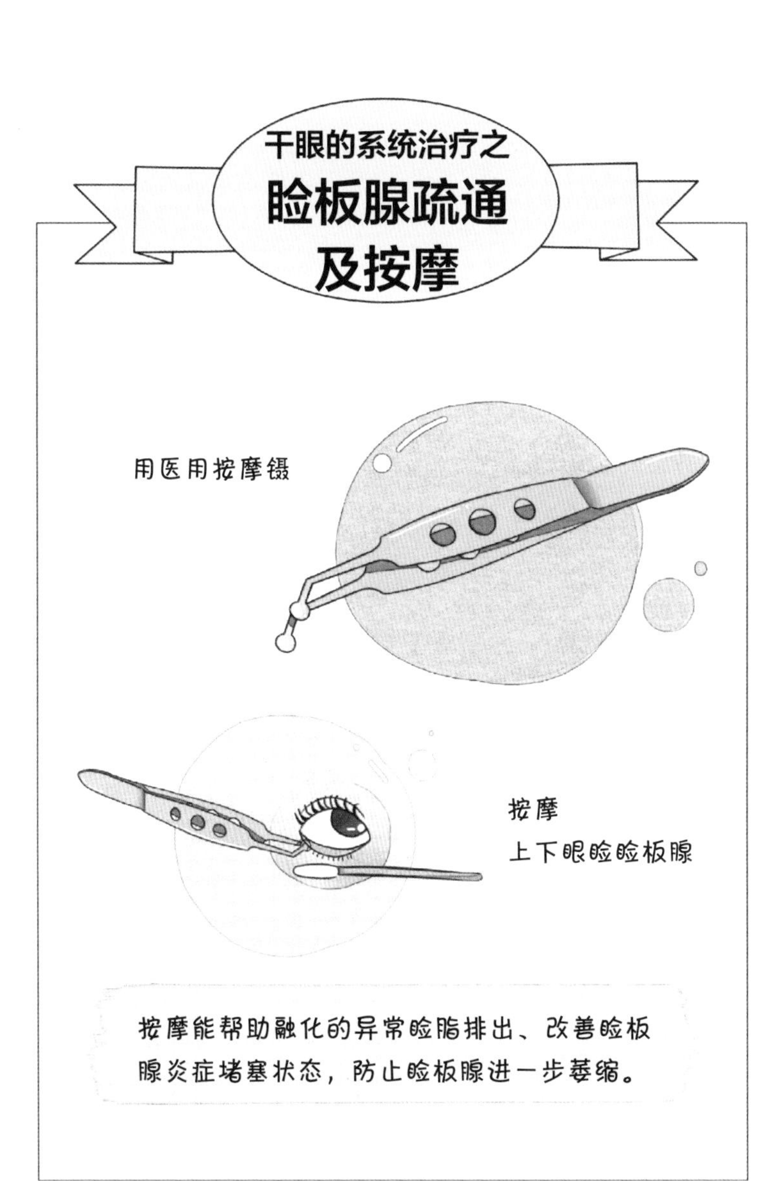

按摩能帮助融化的异常睑脂排出、改善睑板腺炎症堵塞状态，防止睑板腺进一步萎缩。

按摩约5分钟，常规按摩后会将油脂清除干净，涂上抗生素。

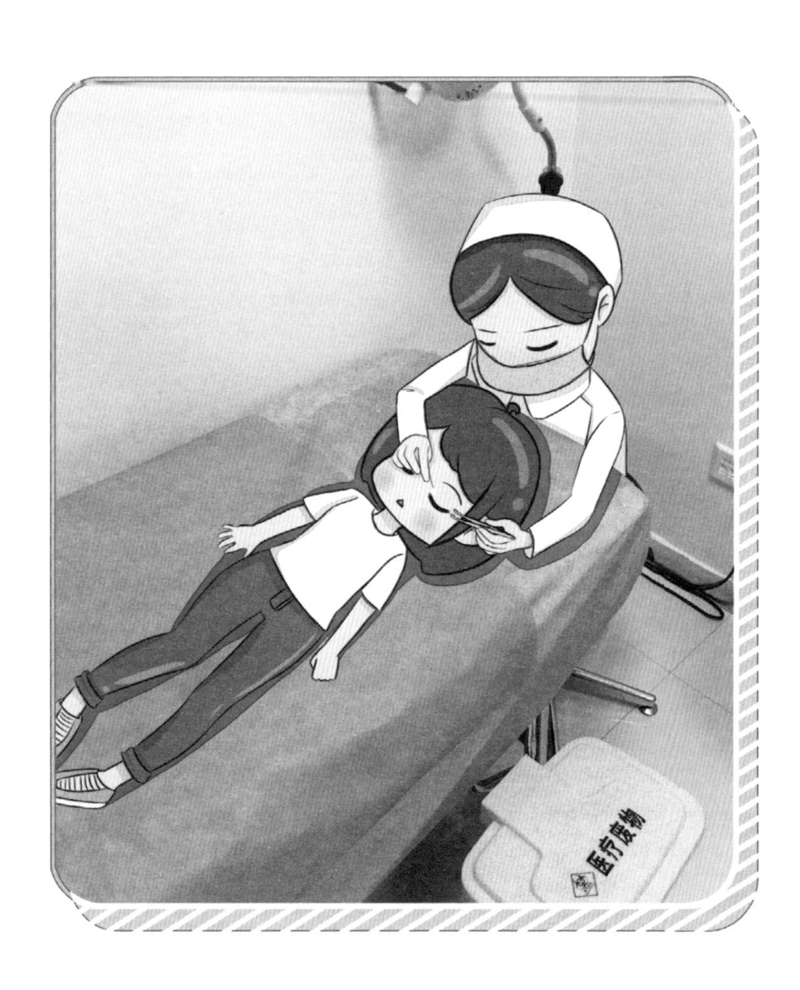

因为存在蠕形螨感染，院长特别交代要我做一个深度清洁。

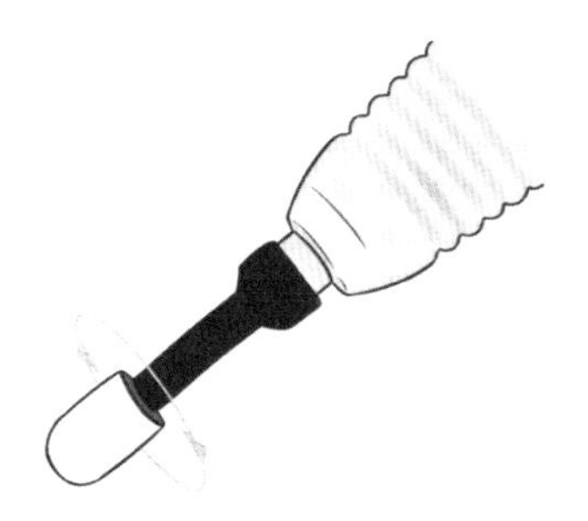

球形刷头高速旋转，配合眼睑清洁液。

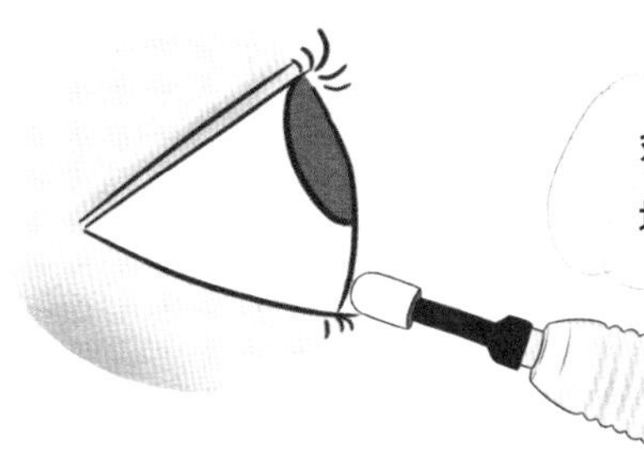

对眼睑致病菌的生长环境进行彻底清洁。

四大功效

- 清除眼部过多油脂，消除睑缘生物膜。
- 减轻局部致病菌负荷，清除堆积的致病因子。
- 深度清洁睑缘鳞屑、污垢、皮肤碎屑。
- 改善眼睑发炎症状，保持眼部清洁卫生。

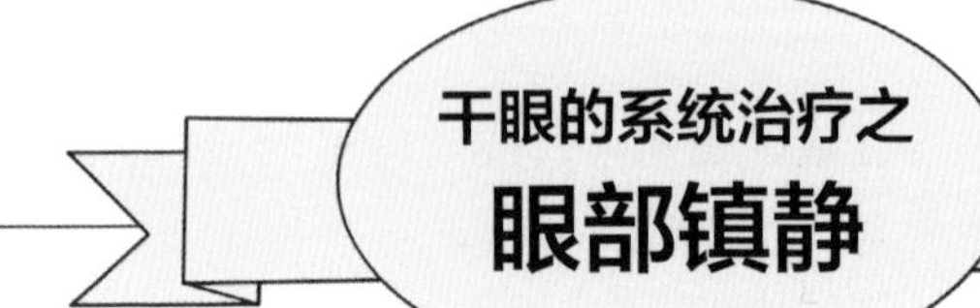

干眼的系统治疗之
眼部镇静

按摩、清洁后，眼部血管会有些扩张，

眼睛会有些红、灼热表现。

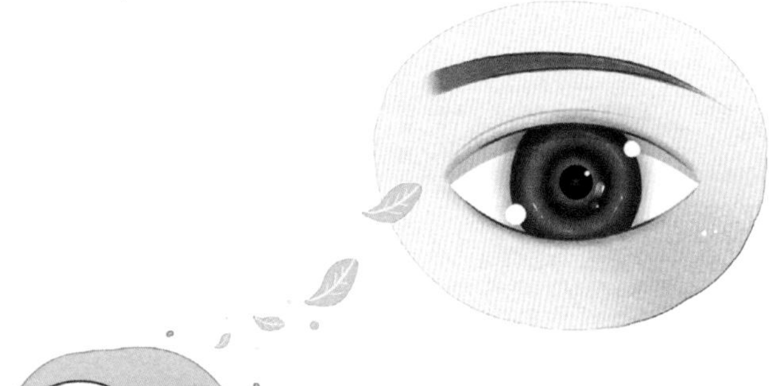

凝胶型冰凉眼贴

使用眼贴可以清凉止痒，

消炎消肿，改善微血管循环。

时间：15分钟左右

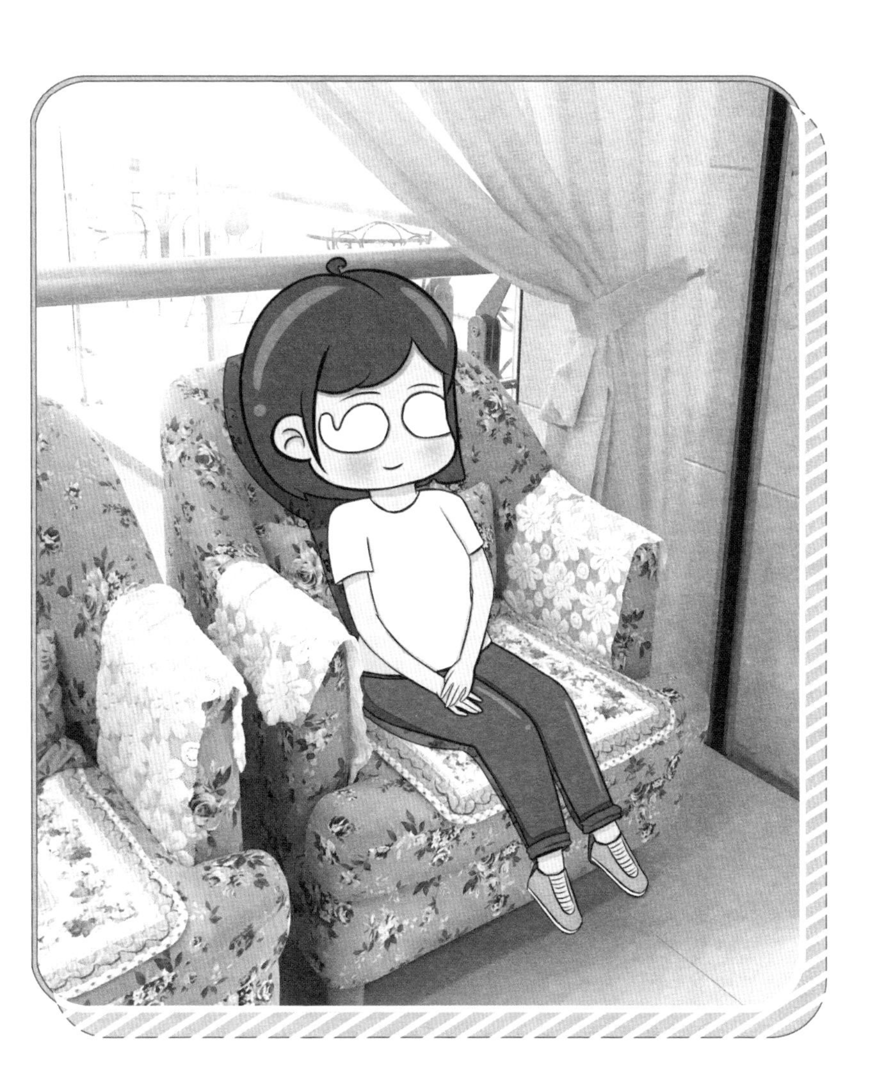

啊！治疗完果然舒服好多，
眼睛都觉得明亮了呢！
幸福感爆棚！

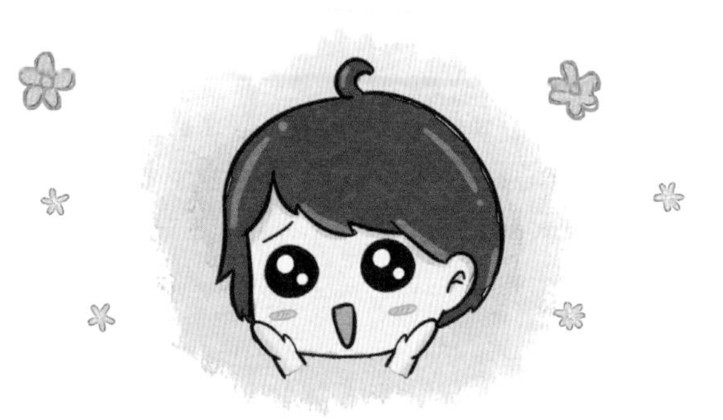

哈哈哈，
突然觉得
我也是有激光眼的人了。

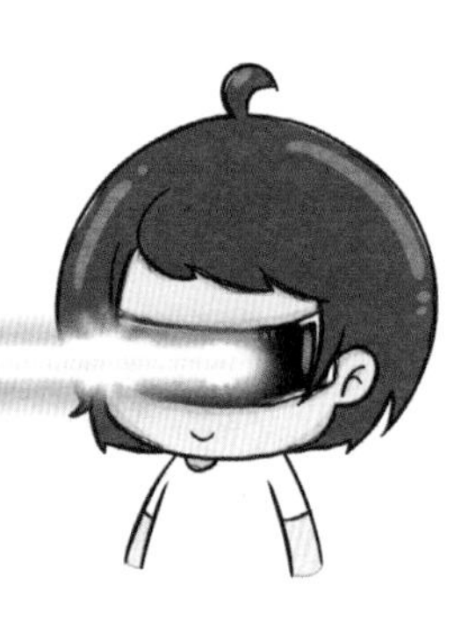

笑哭

激光眼？
你这一天天的都在想什么啊，
好好做治疗啊！

第6幕

改不了习惯 救不了眼

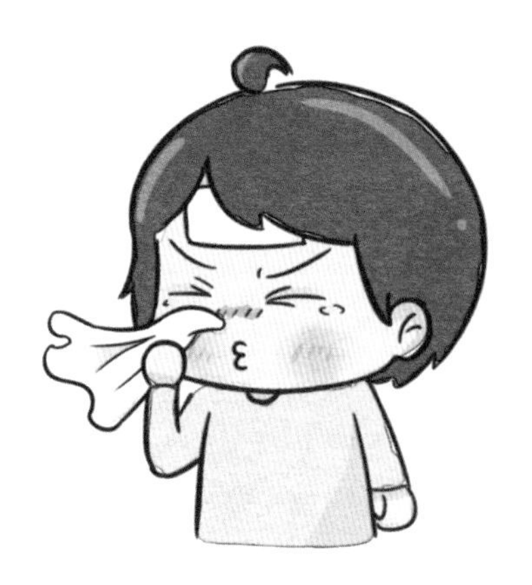

两个月后……

食堂吃饭

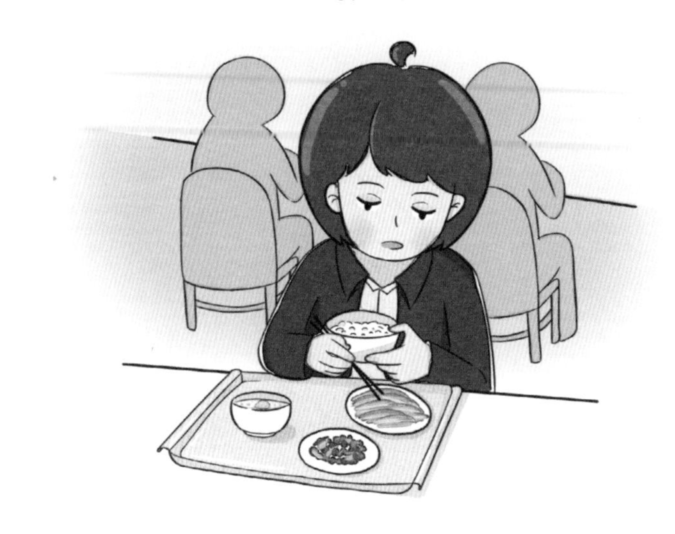

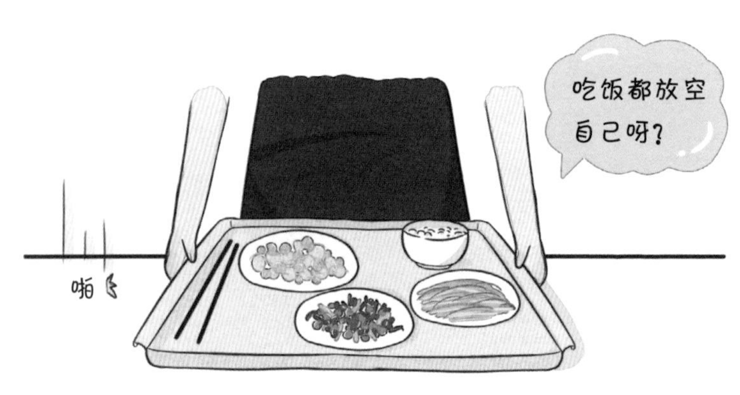

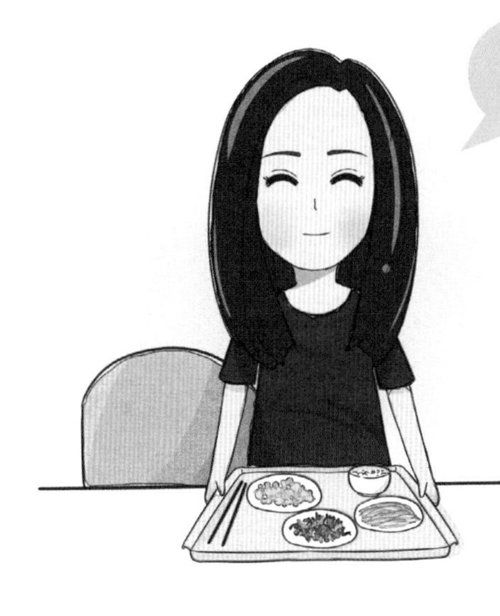
怎么了？最近
又熬夜了？

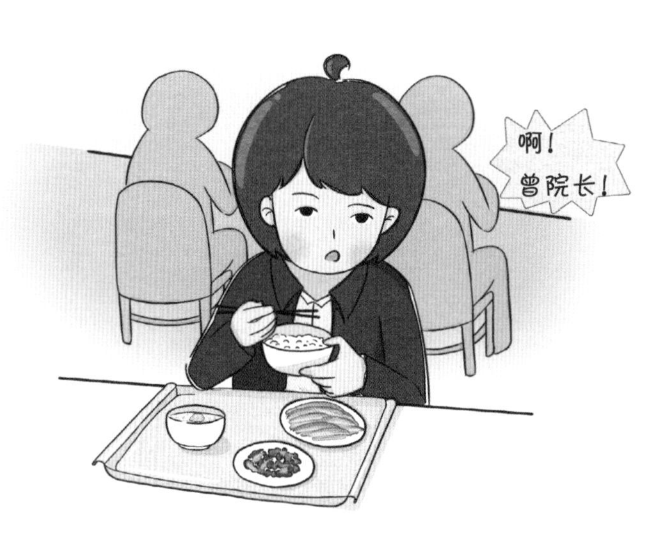
啊！
曾院长！

最近追综艺节目
所以睡得比较晚。

还熬夜？！
你干眼治疗做的如何呢？

嗯，有按时做治疗和定时复查，不过，干眼是不是没办法完全治好？

干眼是个慢性病，已经萎缩的睑板腺是没办法恢复的，治疗是控制病情发展。所以越早治疗效果越好。

每次治疗完感觉还可以，但是过一段时间又不舒服了，反反复复，治疗不能停吗？

看你的状态，你的病情反复是必然的哦。

什么？

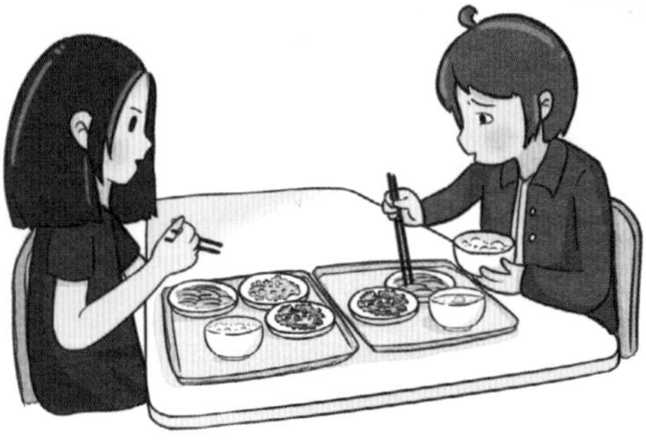

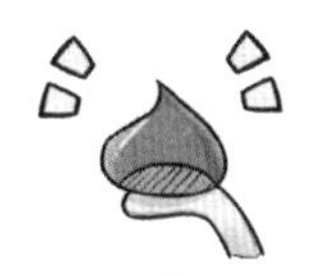

举个例子

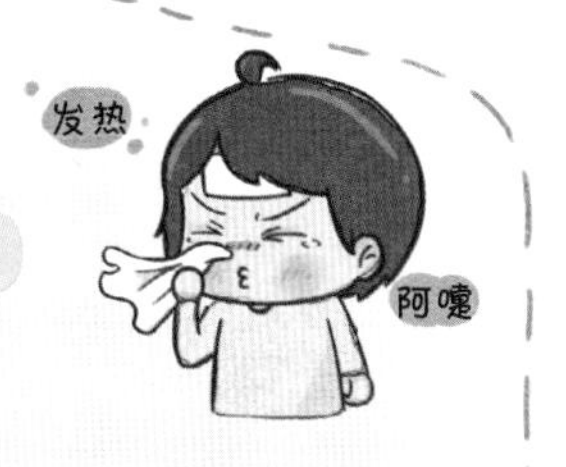

假如你因为着凉感冒发热了。

元气满满

吃药治疗后，病情会有好转。

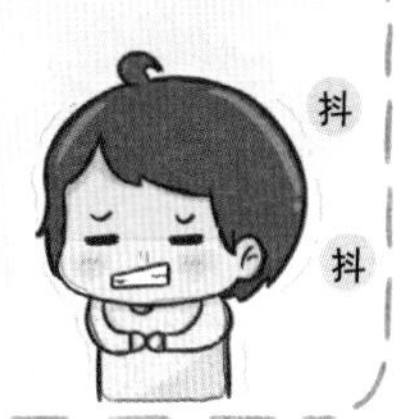

但是，如果你不注意天气变化，
衣服穿少了，你会如何呢？

当然又会感冒了啊！

所以干眼总是反复也是一样的，
治疗虽然会有效果，但是不注意
导致干眼的诱因，病情就很容易反复。

诱因！因为我熬夜吗？

不止哦！

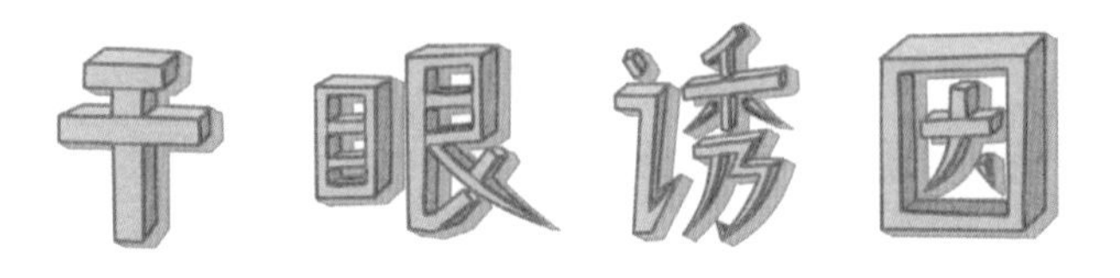
千眼诱因

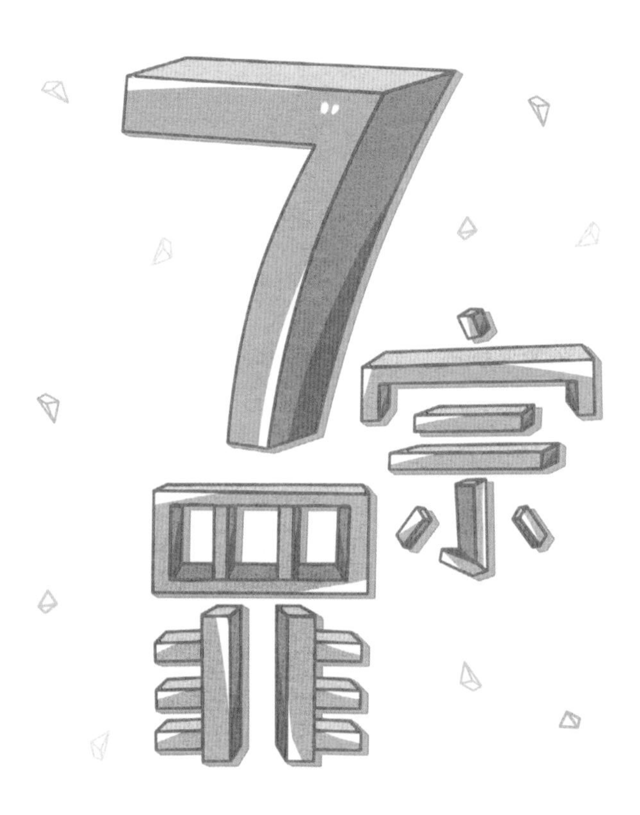
7宗罪

第1宗罪　环境因素

夏季解暑三件套，你最中意哪一个？

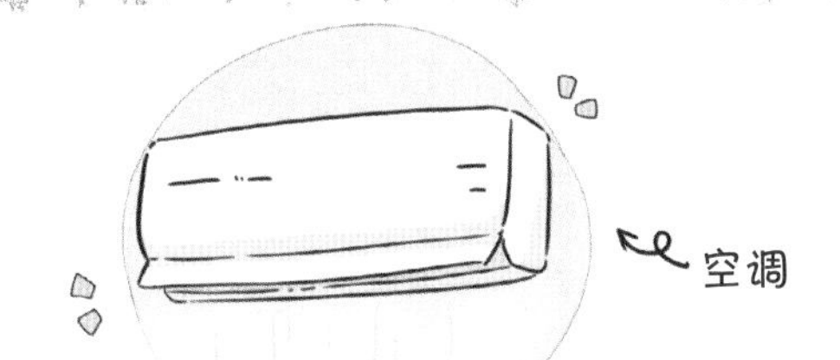

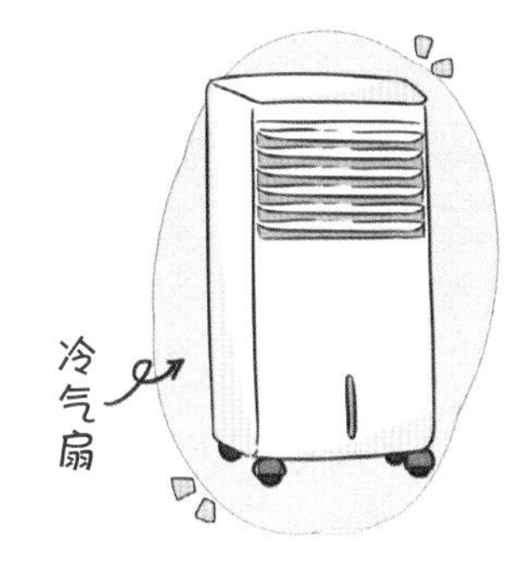

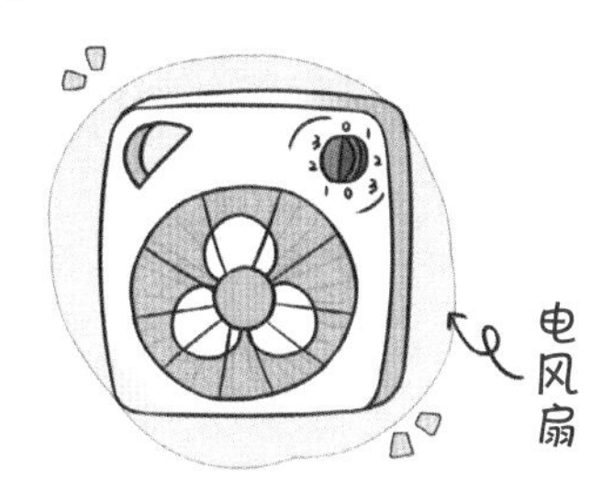

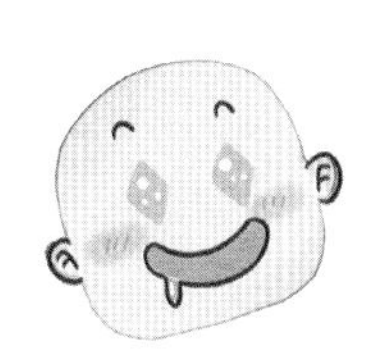

哇！
再加上冰西瓜和
“快乐肥宅水”，
完美的夏天呀！

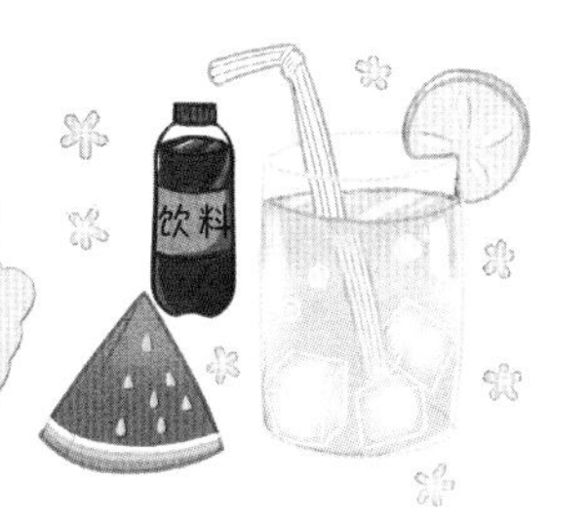

它们虽然带来了凉爽，但却带走了空气中的水分。

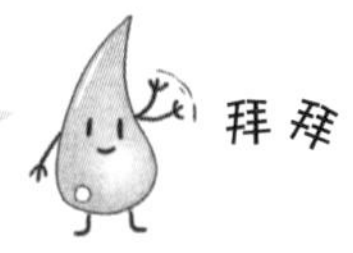

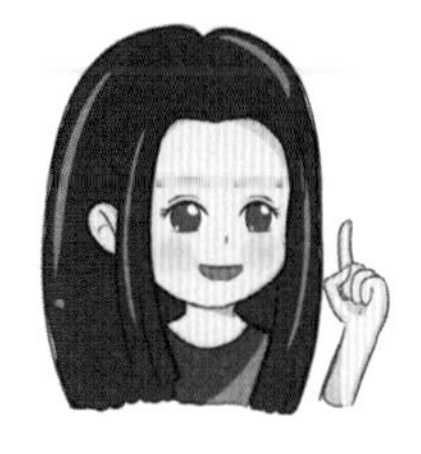

在开空调的情况下空气会不流通且干燥。

是的、是的，长时间是会觉得有点儿干，时不时就想拿喷雾喷自己一下。

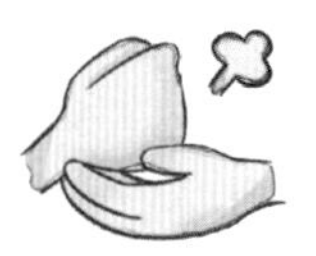

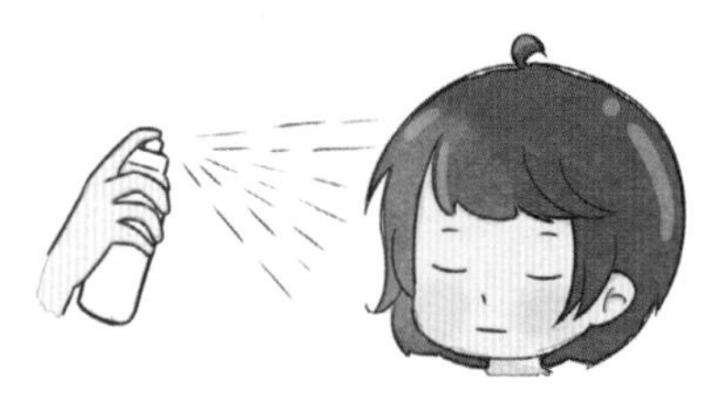

在这种环境下，

眼表的水分也会消失变快。

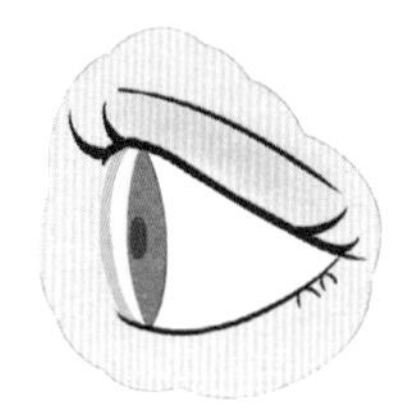

泪膜变薄

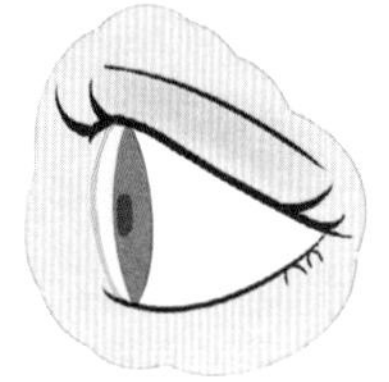

特别是大风环境，

想象一下电风扇对着眼睛吹，

眼睛就会觉得特别容易干。

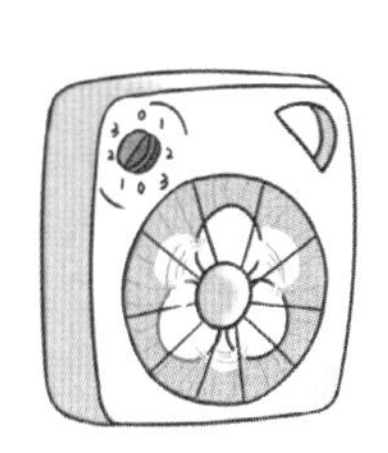

有些人还真的喜欢对着电风扇吹，这样可不太好。

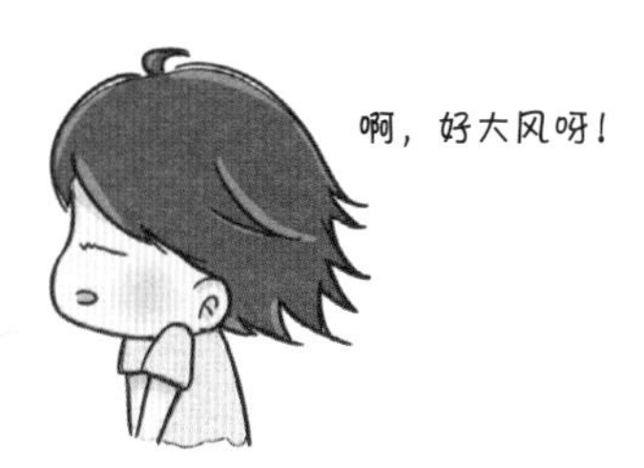

更别说冬天的暖气环境，

水分更容易蒸发。

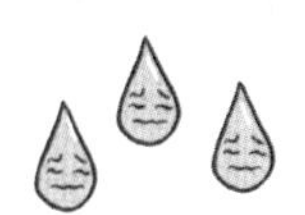

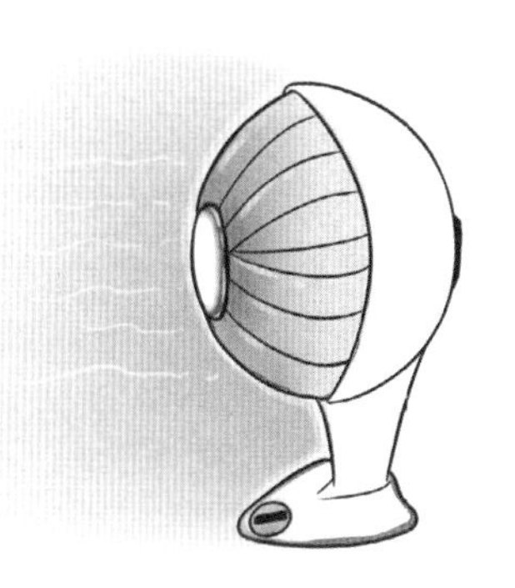

长时间处于这种环境，自然易引发干眼。

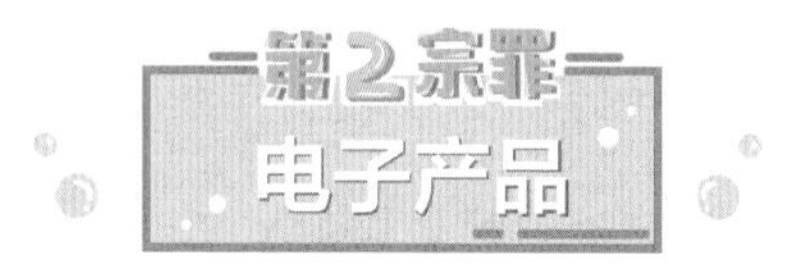

你每天会看多长时间的电子产品？

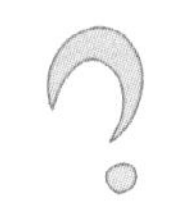

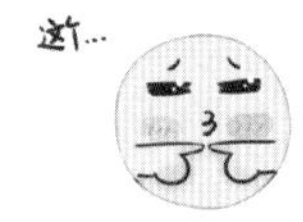

额，基本醒着都在看啊！

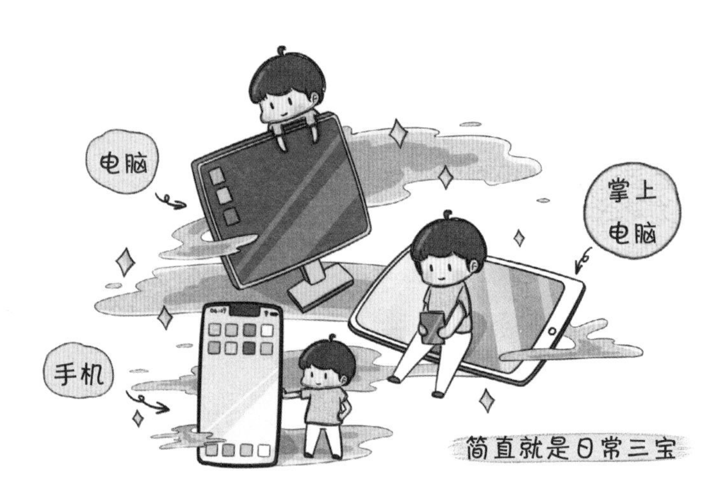

长时间面对电子产品，
你的眼睛会面临三种状况……

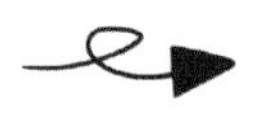

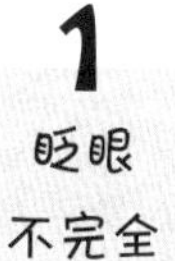

1
眨眼
不完全

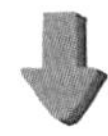

泪膜
分布不均

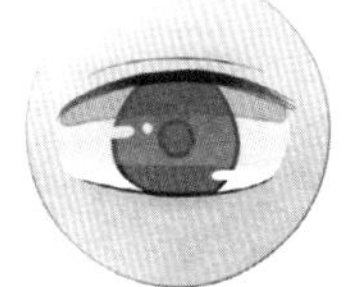

2
眨眼
次数减少

泪膜蒸发过强
稳定性降低

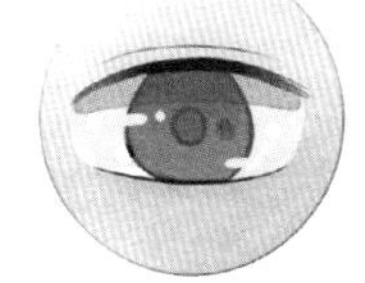

3
接受
过多蓝光

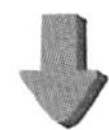

眼表损伤

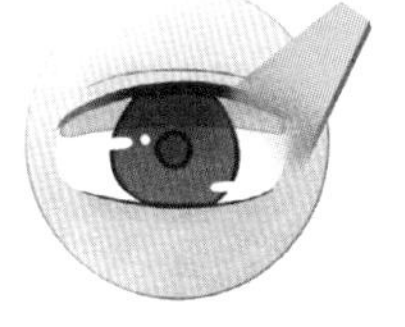

最新研究表明

长时间对着电子产品，还会使得泪腺、睑板腺腺泡被破坏。

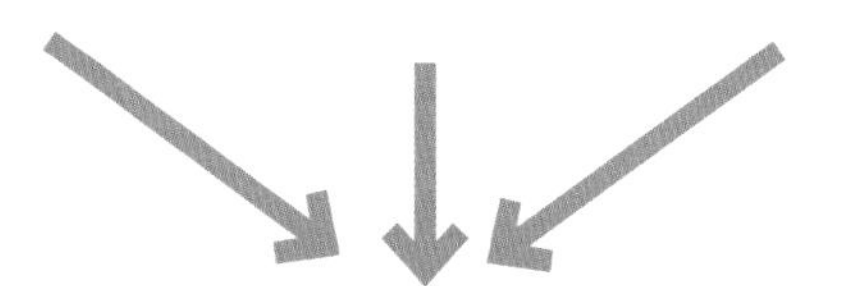

以上因素
最终导致干眼！

第3宗罪 饮食不健康

美食这种东西，特别是……

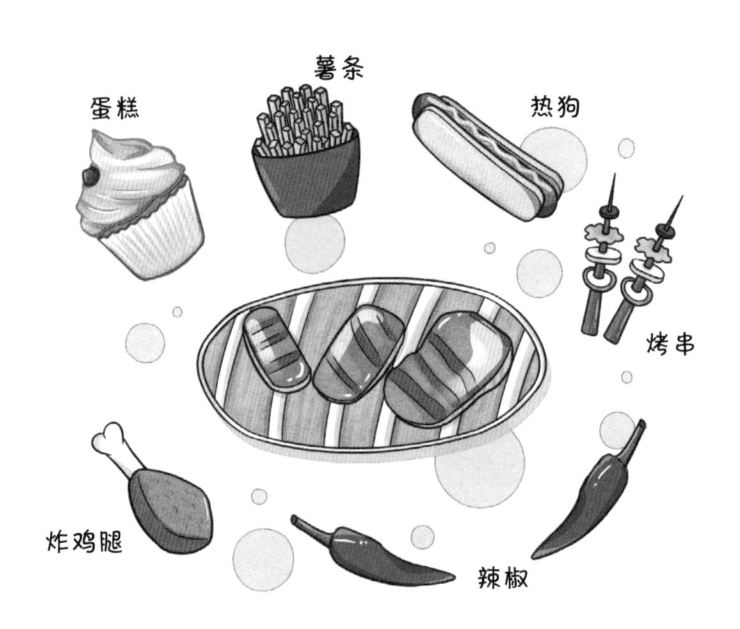

这些辛辣刺激、油腻腻、甜滋滋的食物虽然美味，但却有很多危害。

曾有个实验给小白鼠
小A吃如下食物。

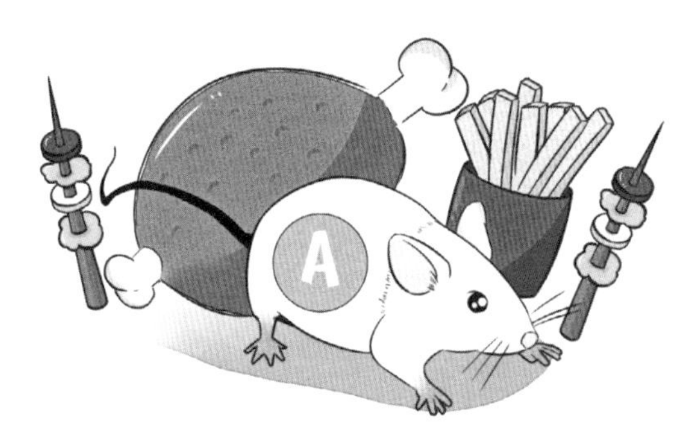

而另外一只小白鼠小B吃
很清淡、健康的食物。

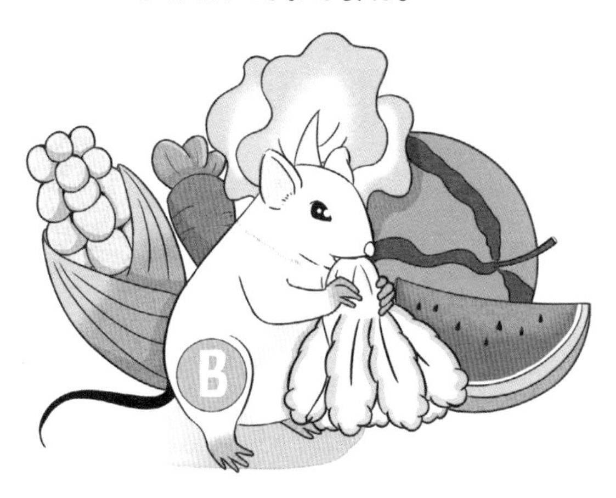

结果小A很容易就出现了睑板腺功能障碍，
后期更改为清淡饮食后，小A情况好转。

第4宗罪
不良习惯及情绪

现在年轻人既把绝又很
享受的一件事就是熬夜。
明明已经半夜 12 点，
但是，一定要嗨起来。

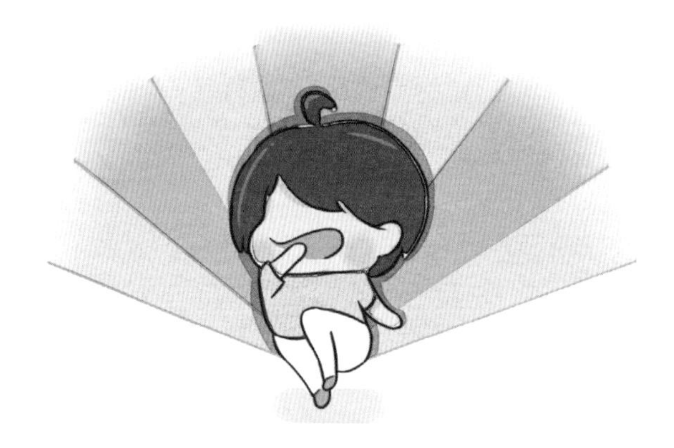

还有的人失眠，这样的生活习惯更容易引起干眼。

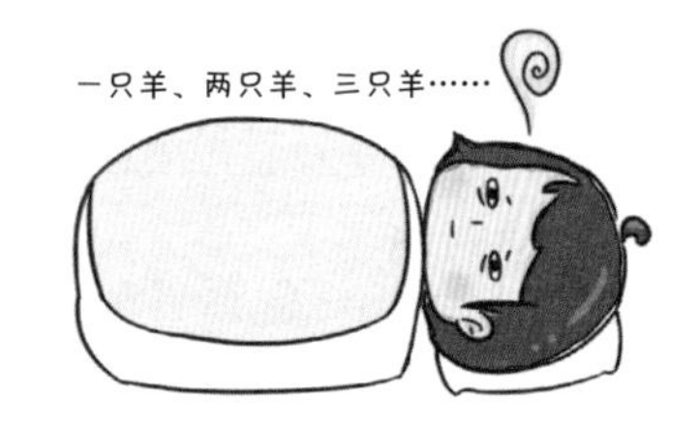

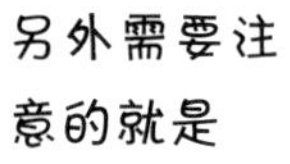

另外需要注意的就是

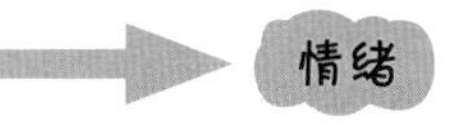

现在生活压力大，大家多多少少都会有点儿不良情绪。

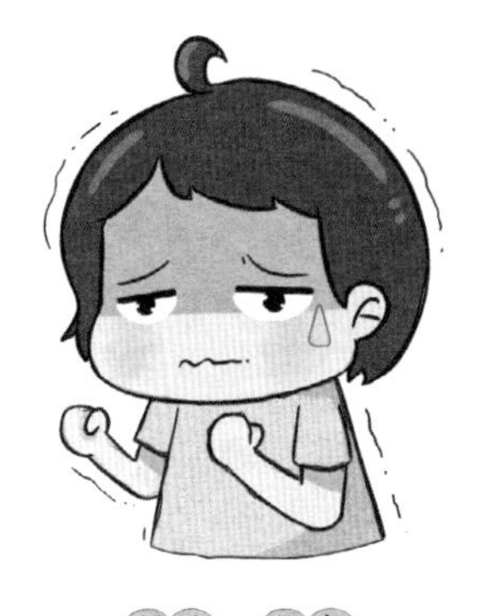

紧张、焦虑

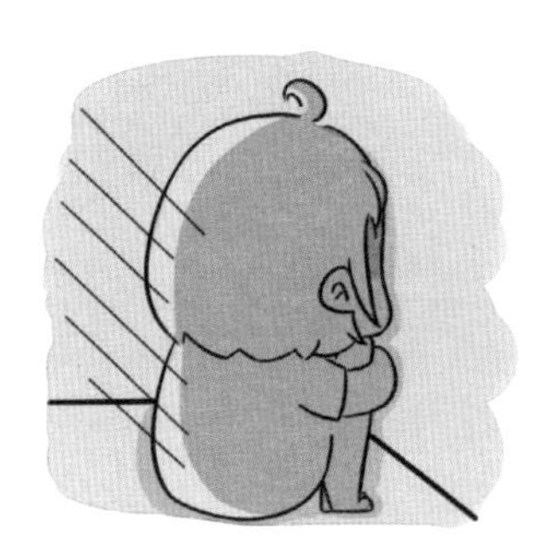

抑郁、消极

这些都会加重干眼病情。

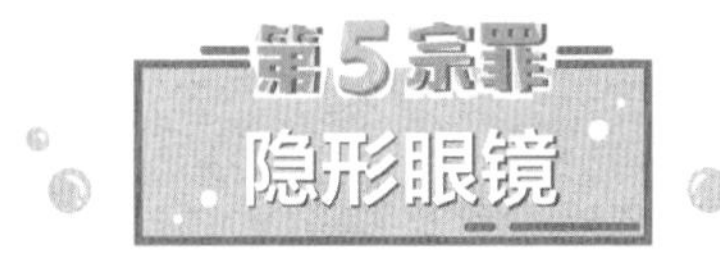

因为工作或者爱美的因素很多人会配戴隐形眼镜。

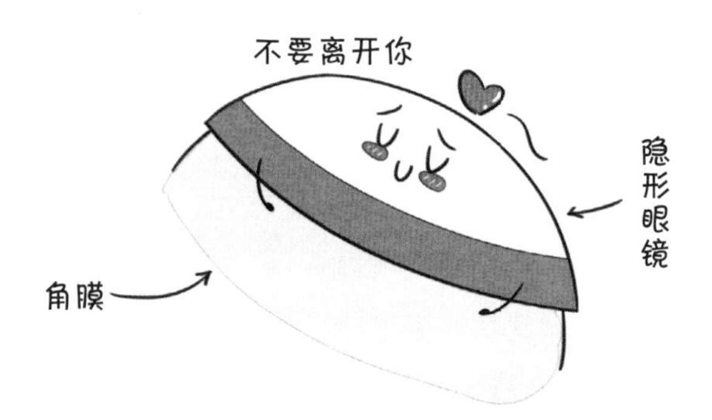

它不单会导致角膜缺氧，而且镜片为了保持湿润，还会吸收眼表的水分。

如果长时间配戴，那么，自然就

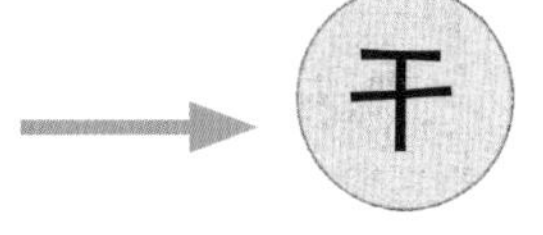

第6宗罪
化学物质

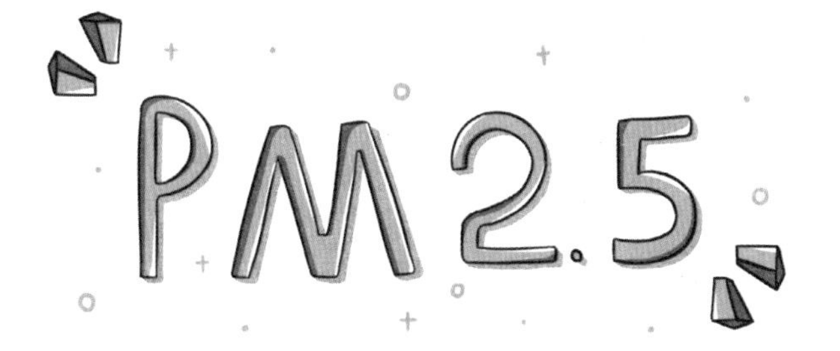

雾霾严重，空气质量差时，空气中悬浮的化学物质、颗粒物增多。

人们出行会戴口罩保护呼吸道却忘了保护眼睛。

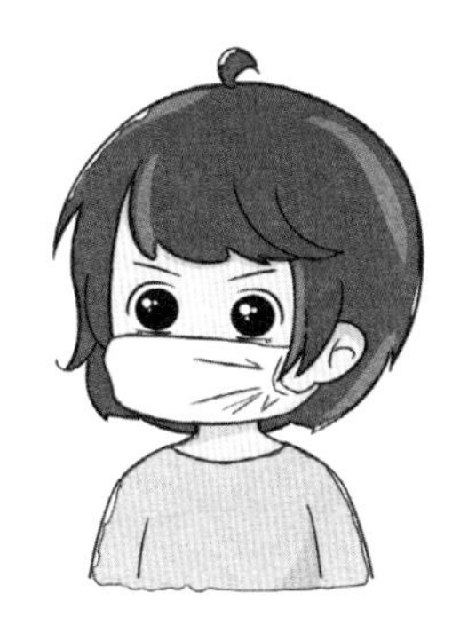

这些化学物质会直接损害角膜、睑板腺等的上皮细胞。它们受到伤害，自然易发干眼。

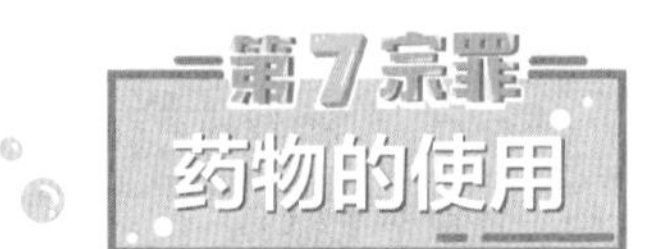

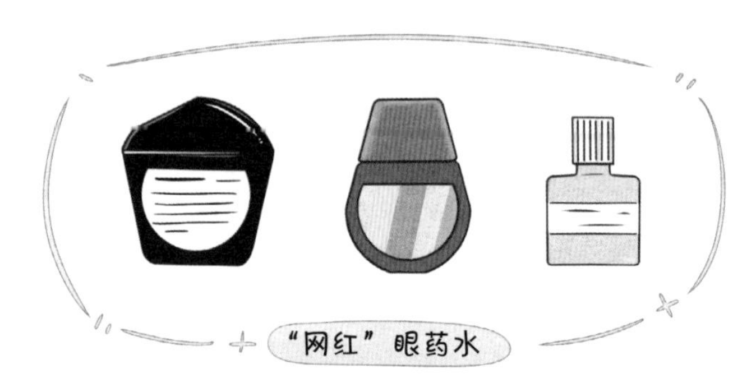

“网红”眼药水

曾经被吹嘘为眼药水中的“网红”很多人都使用过，但是它对眼睛并不好。

它们里面含有的

盐酸四氢唑啉

氯苯那敏

……

这些都是处方药的成分！

特别是

盐酸四氢唑啉

它可以收缩血管，消除眼红，但频繁使用会导致依赖，最终造成眼部血管粗大，损害眼部健康，更易导致干眼。

它还有轻度扩瞳作用，可能导致中老年人急性闭角型青光眼发作。

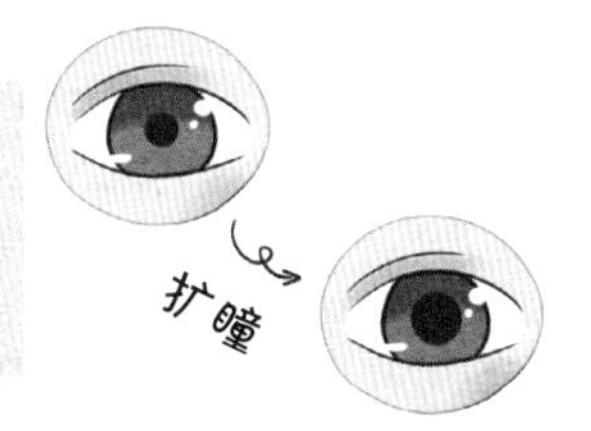

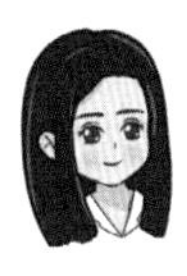

所以平时不要随意使用眼药水。

另外，
一些与疾病治疗相关的药物
长期使用也会导致干眼。

例如

抗青光眼药、降压药、
抗抑郁药、抗过敏药等。

干眼的日常护理

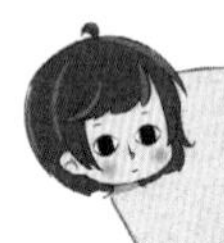

这……很多事都是生活中常遇到的啊！日常要怎么避免这些诱因，预防干眼的发生啊？

做好这三点

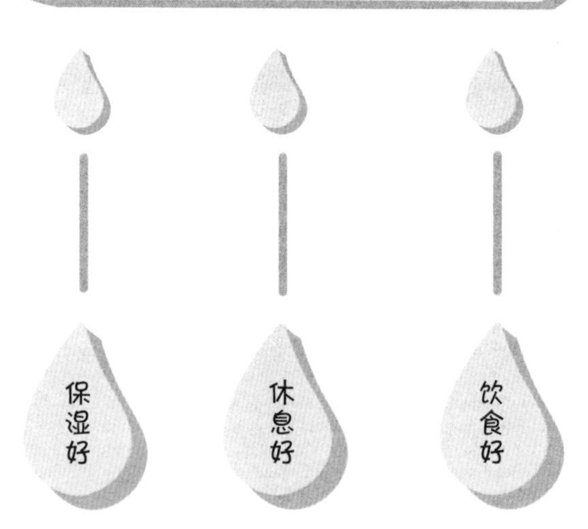

接下来告诉你怎么做吧。

做好保湿，就不用担心眼睛干涩的问题。

绿色植物

不但使得心情好，周围环境水分也会高。

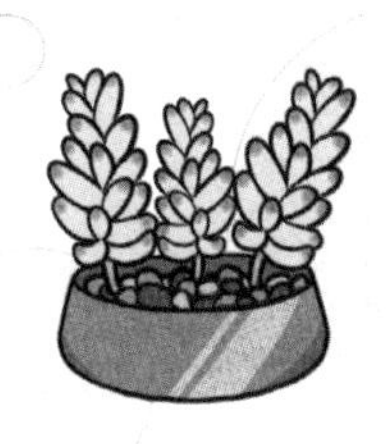

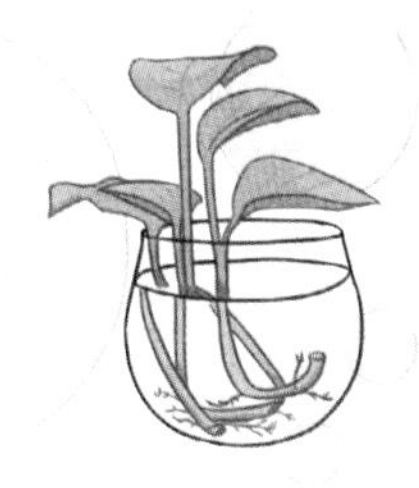

加湿器

显而易见～增加空气湿度。

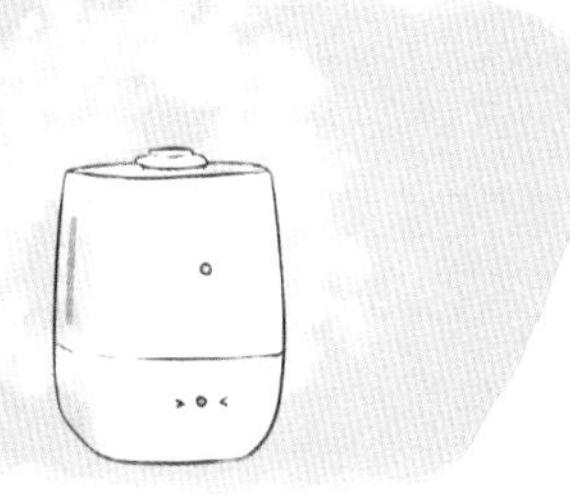

湿房镜

可以让眼睛随时处在一个湿润的环境中。

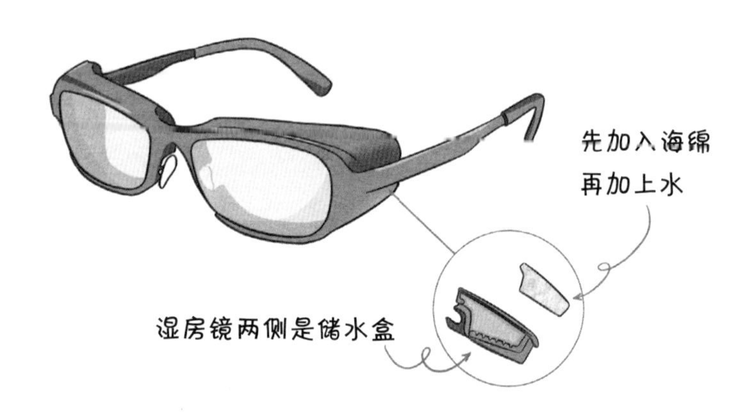

多喝水

除了外部增加湿润度，内部也要增加哦。

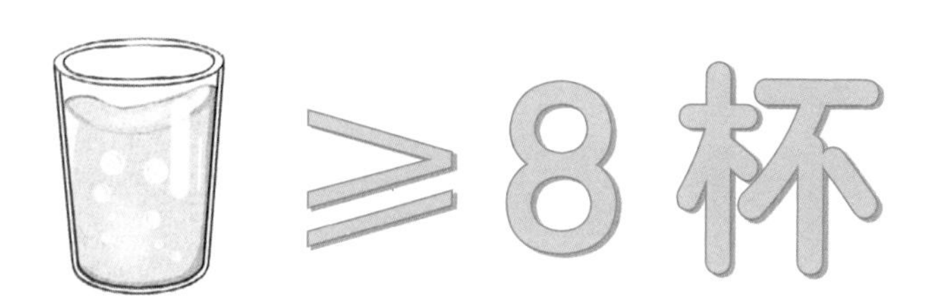

医生建议大家一天喝8杯水不是没有原因的。

注意生活习惯，不要疲劳用眼

眨眼训练 

不但帮助睑脂排出，也可以让眼睛得到休息。

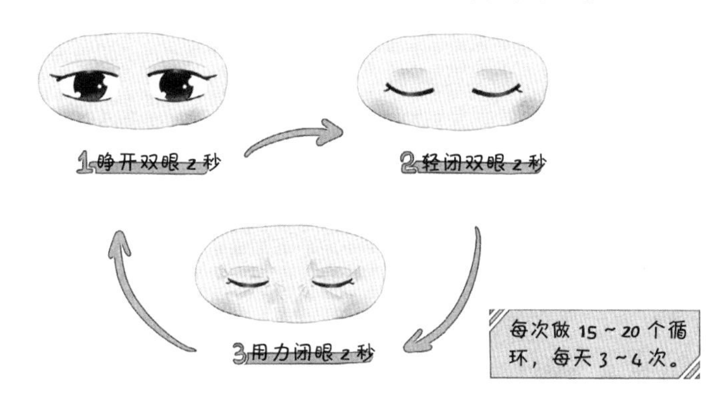

不熬夜

熬夜伤身也伤眼，尽量避免熬夜。

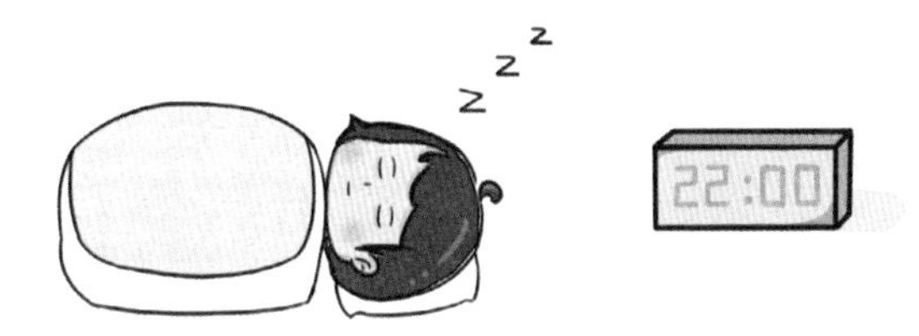

不过长时间配戴隐形眼镜

在不得不配戴隐形眼镜的时候配戴不得超过8小时。

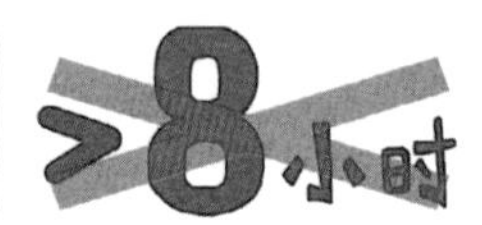

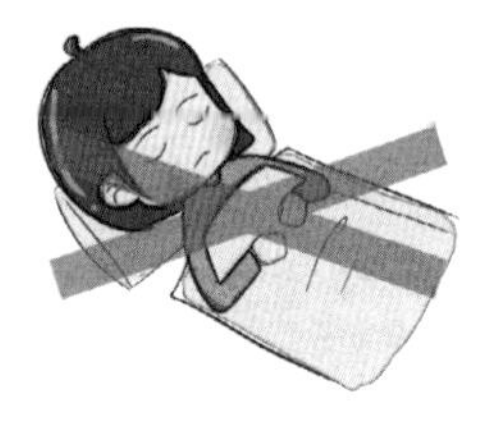

切忌睡觉时配戴。

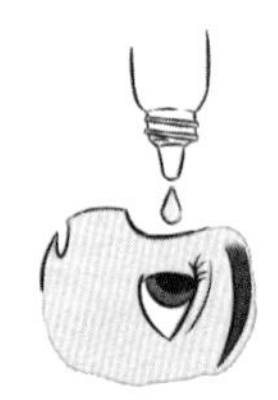

可以适当使用不含防腐剂的人工泪液缓解干涩。

电子产品和坏心情都要少一点

避免长时间使用电子产品、保持心情愉悦。

虽然离不开电子产品，用眼超过30分钟也要休息一下。

可以

远眺，闭目养神或做眨眼训练。

可能生活会有不顺，但是心态不能崩塌。

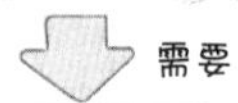

学会调节情绪。

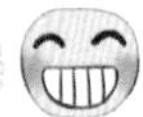

良好的饮食习惯，不过多地刺激身体。

清淡为主，在医生的建议下补充相关营养素。

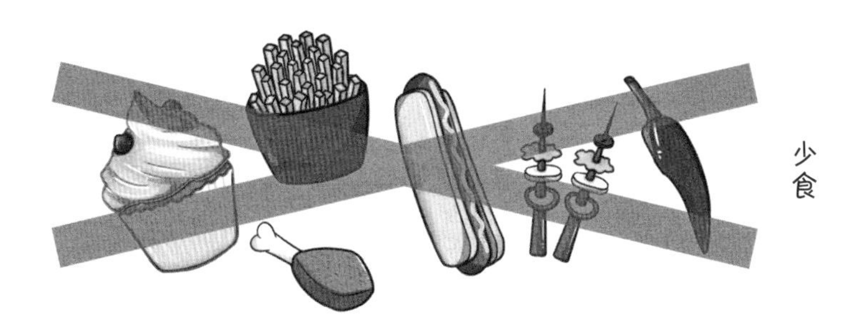

ω-3 可以通过吃深海鱼油等保健品补充，一些食物里也含有例如生鱼片。

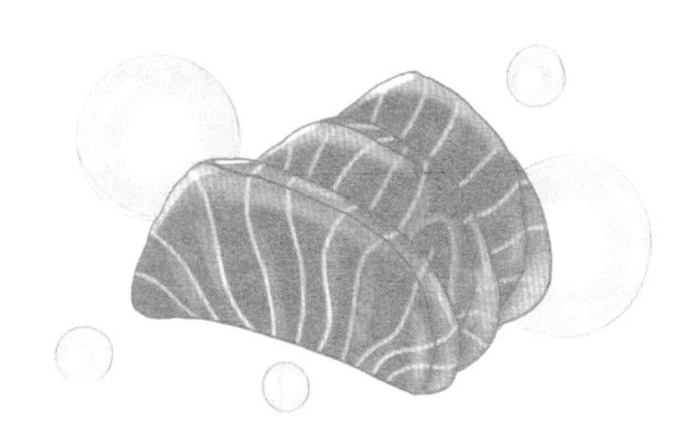

这样啊！

哈哈哈，看来今天吃这么清淡是对了！

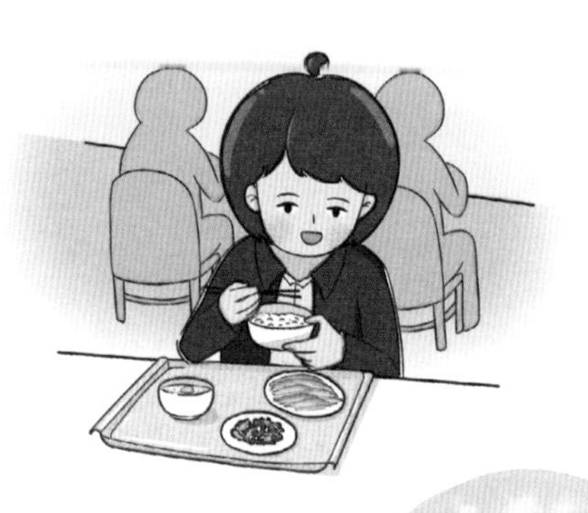

待会儿回办公室就不开小风扇了，开加湿器好了。

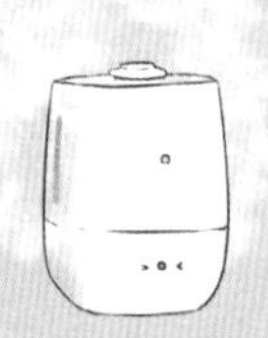

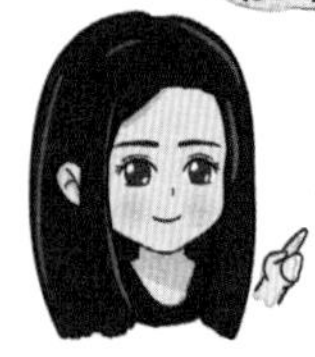

你现在最主要的是不要熬夜了啊！

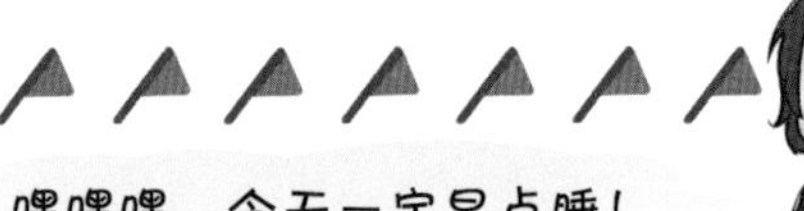

嘿嘿嘿，今天一定早点睡！

第7幕

院长我想……

不！你不想

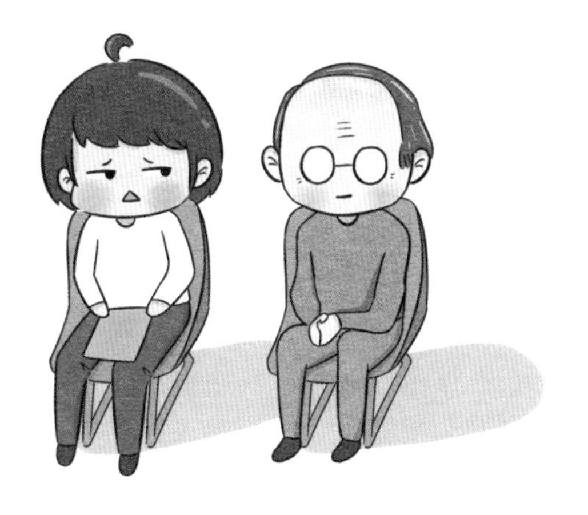

结膜松弛症与干眼

静，一片安静……

角膜及眼表科

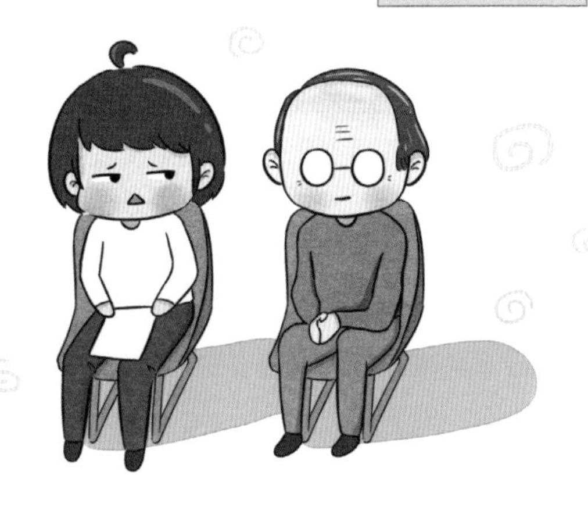

这位大爷是我要采访的患者，但现在的气氛有点凝固了。

之所以现在这么尴尬地呆坐在角膜及眼表科门口，

是因为几分钟前……

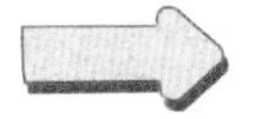

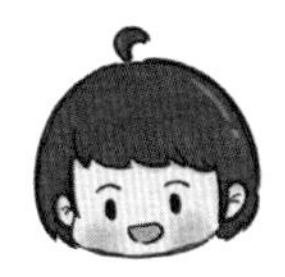

爷爷你好，我是医院的工作人员。

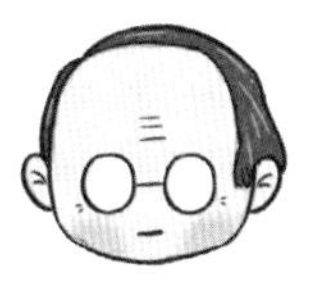

你好。

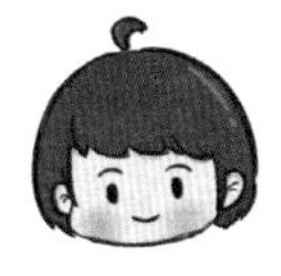

我想了解一下，你眼睛是有什么不适呢？

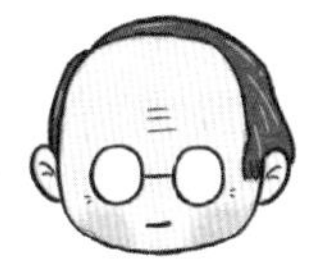

我眼睛看不清楚，还常常觉得泪汪汪的，本来想看白内障的。

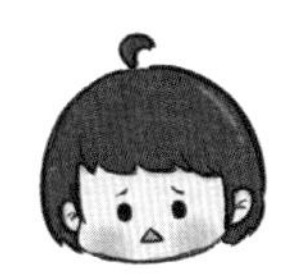

嗯？！那你怎么在这边……

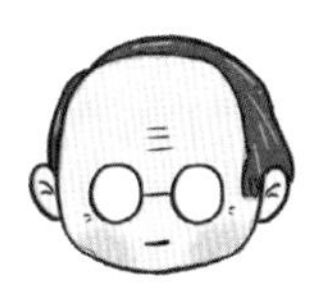

我也不清楚，看白内障的医生要我看眼表科，为什么呢？

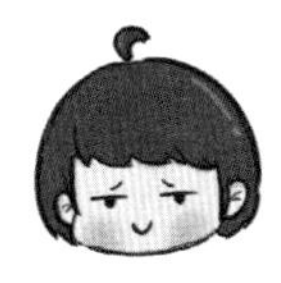

额，这个啊……

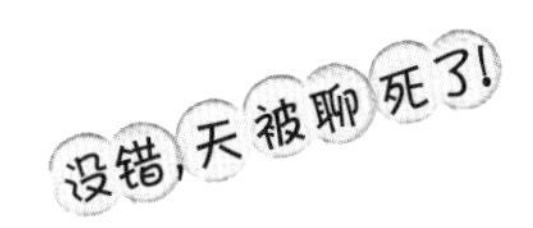

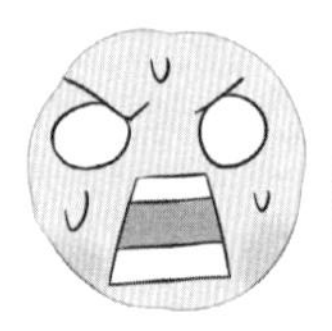

在等待的这几分钟里面
我也问了自己无数次，这什么情况啊！
现在这样也太尴尬了！

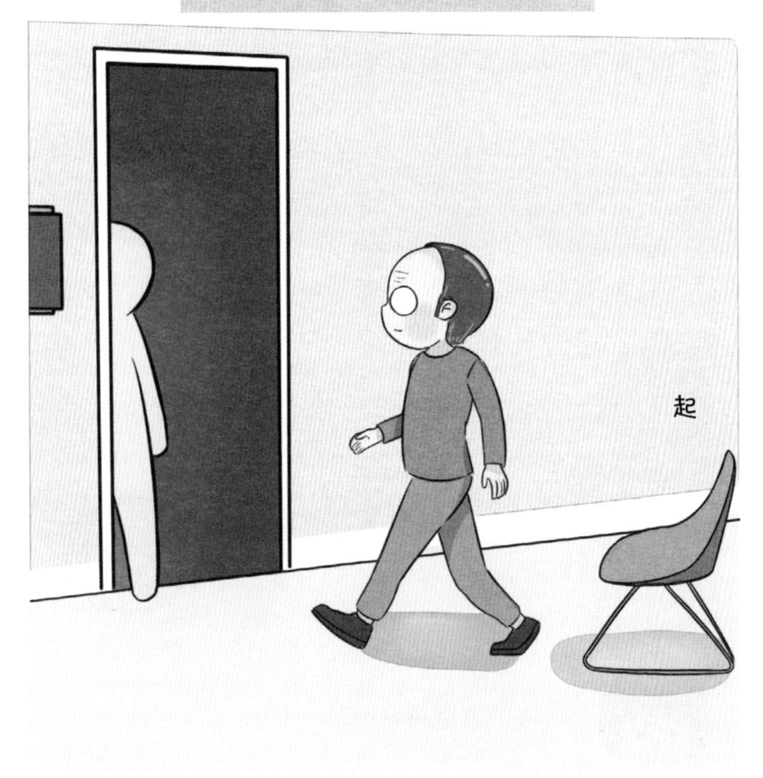

医生啊，我是来看白内障的，
怎么会……

好的，我先
检查一下。

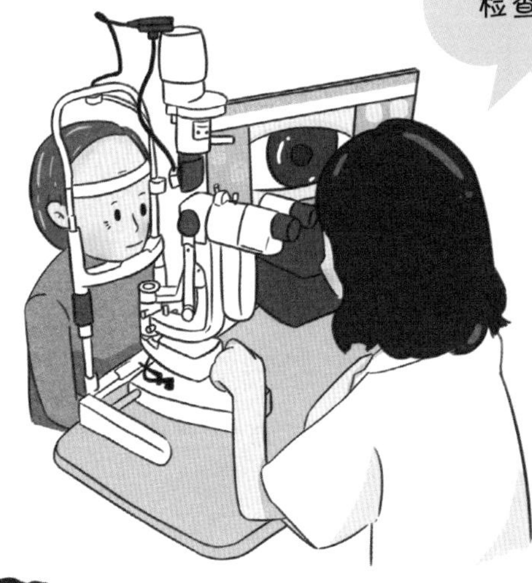

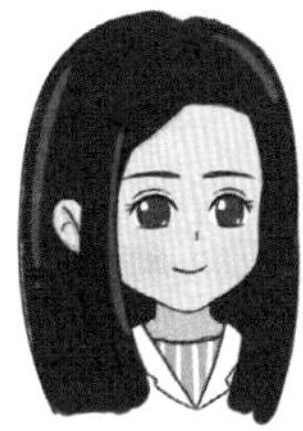

因为你有干眼，属于泪液动力学异常型，眼表情况不太好，不利于进行白内障手术。所以要先治疗好你的干眼哦。

不是吧？虽然是会觉得眼睛不舒服，但我平时都眼泪汪汪的，怎么会有干眼？

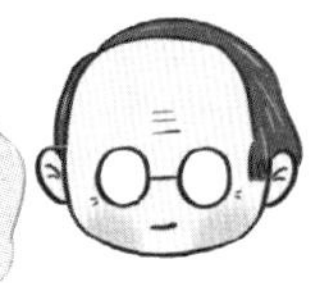

你看看这个地方，它们堆积在一起了，这个就是结膜松弛症。

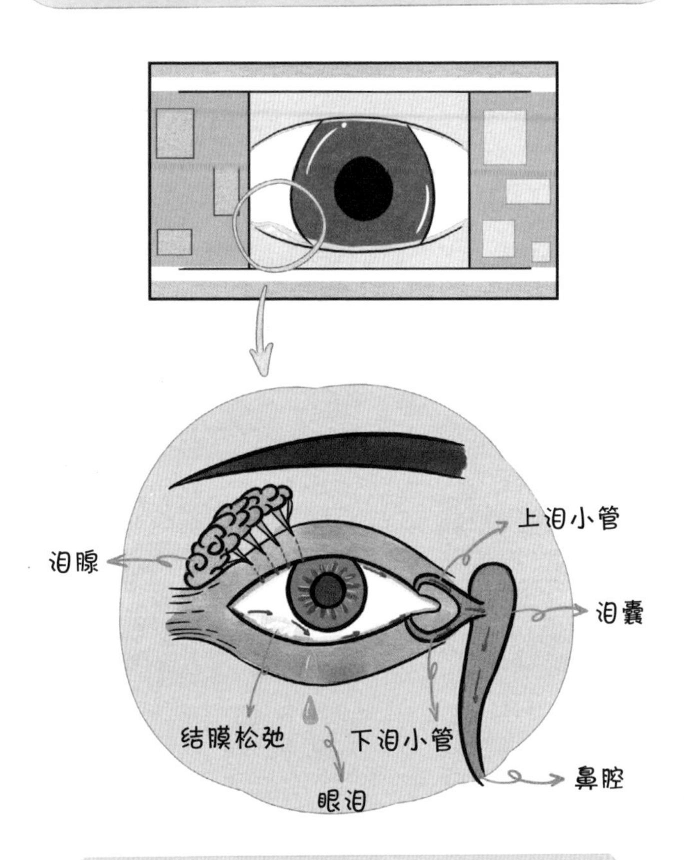

松弛堆积的结膜导致泪液排出障碍，使得泪液质量不好，所以不舒服。

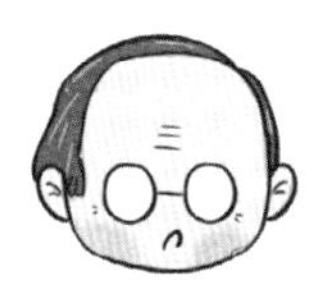

那医生这个怎么治呢？

别担心，很多年纪大的人都会存在这种情况，可以用射频刀来治疗。

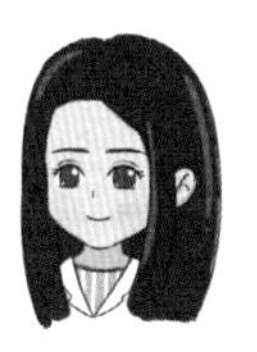

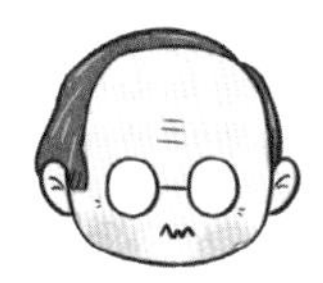

刀？

这个不是普通意义的刀，
是一种特殊电波。

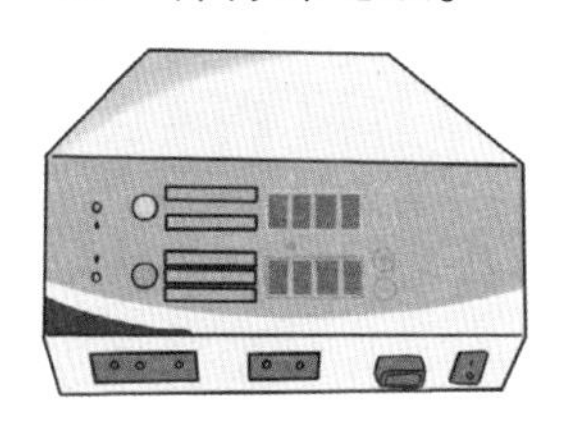

通过不同形状的电极向组织发射，
让里面的水分子汽化，非常精准微创。

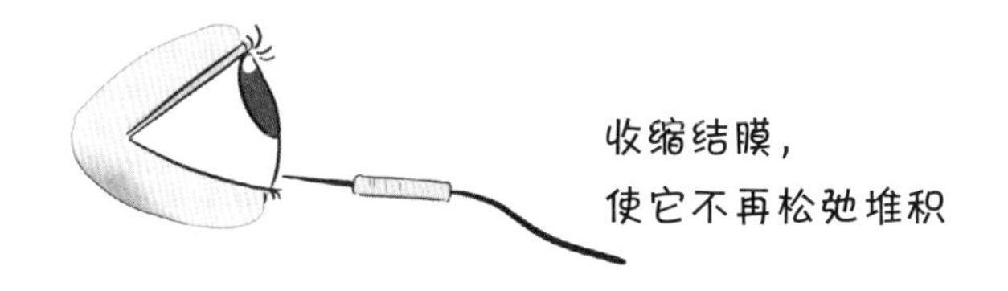

全身疾病与干眼

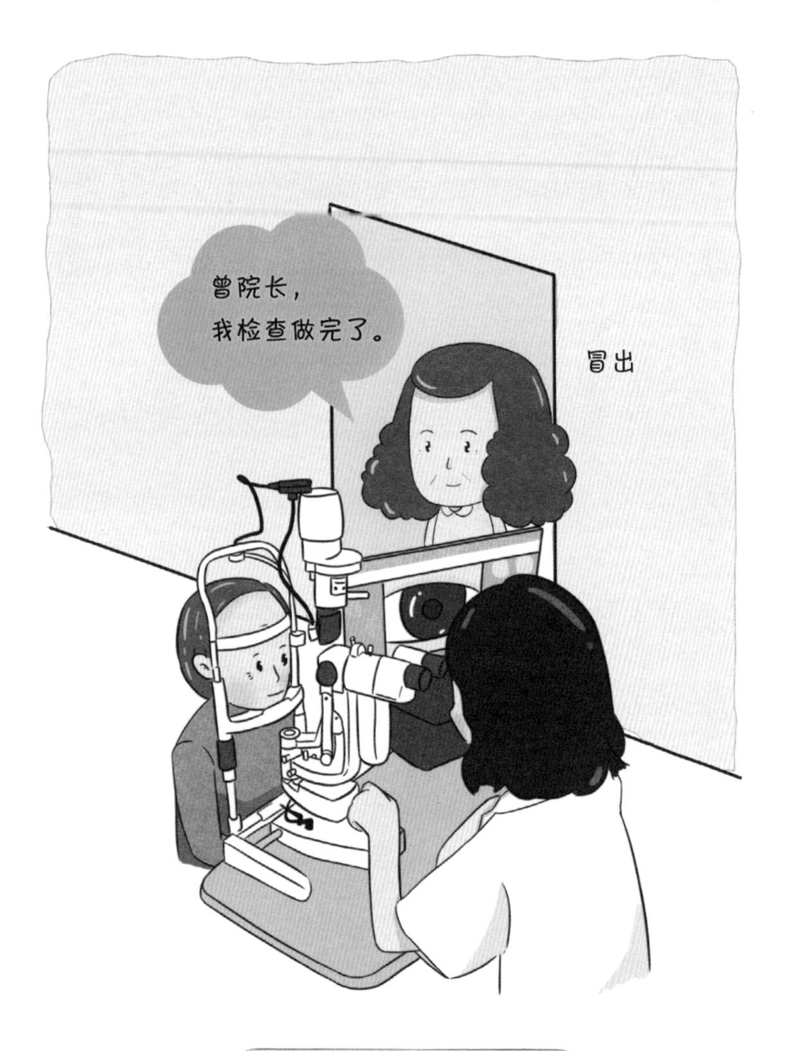

呀？这位阿姨！

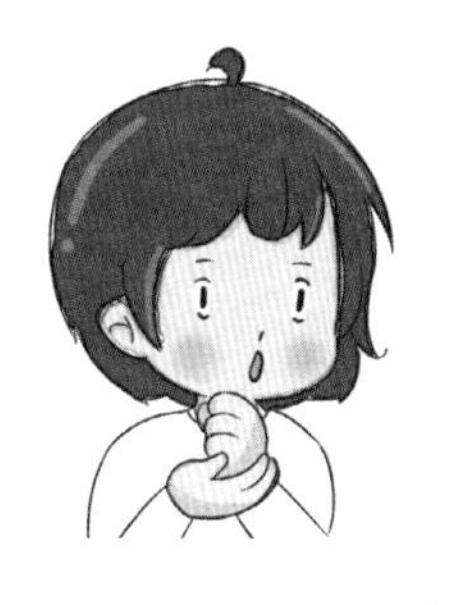

这不是上次因干眼做角膜移植的那位阿姨吗？

问问她现在情况如何？

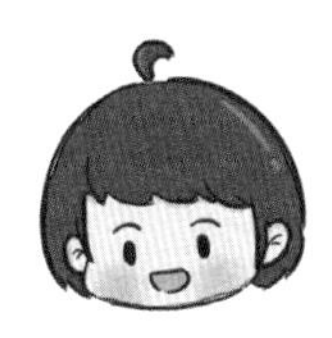

阿姨你好，术后感觉如何啊？

现在感觉好多了，像又活过来了一样呢，但是因为我本身有类风湿关节炎，所以现在还是要一直治疗。

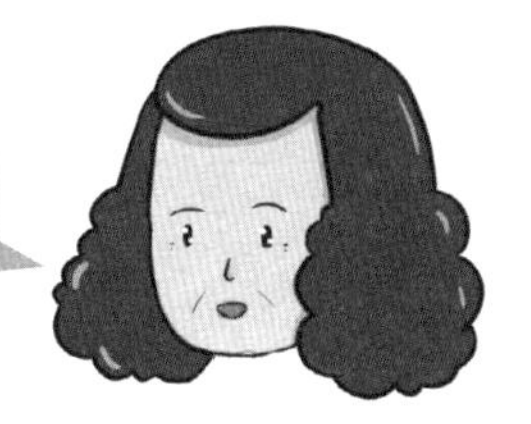

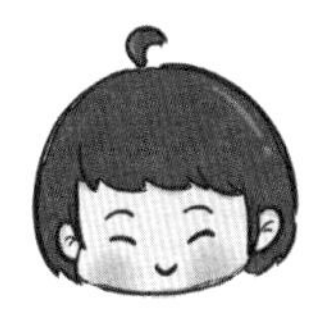

嗯嗯嗯，会越来越好的！等院长看完了这位患者就给你看看结果。

采访完，我坐在门口等院长。

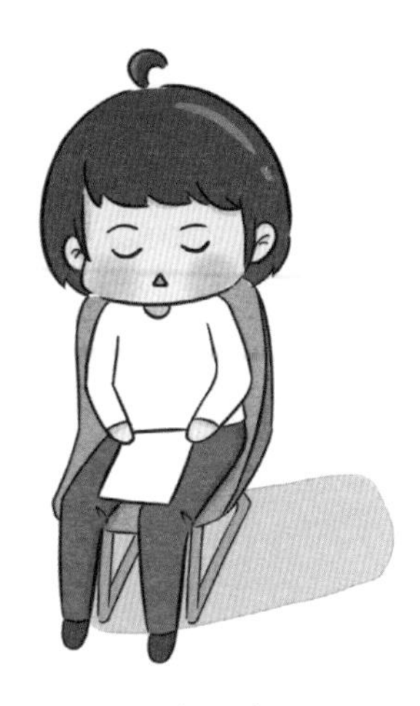

12点后，院长出来了。

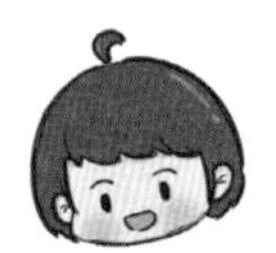

院长，怎么最近看到的案例，和我的治疗方式都不一样呢？

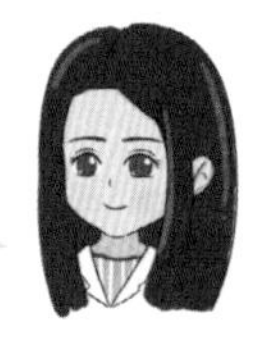

在大的治疗框架下，不同类型的干眼治疗方式会有些许不同，针对病因治疗，才能解决问题。

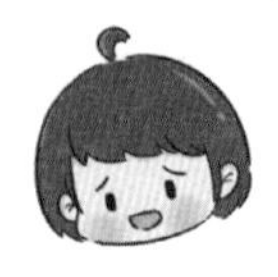

对啊，我知道干眼可以通过强脉冲光、家庭护理来治疗……那除了这些，还有什么其他的方式吗？

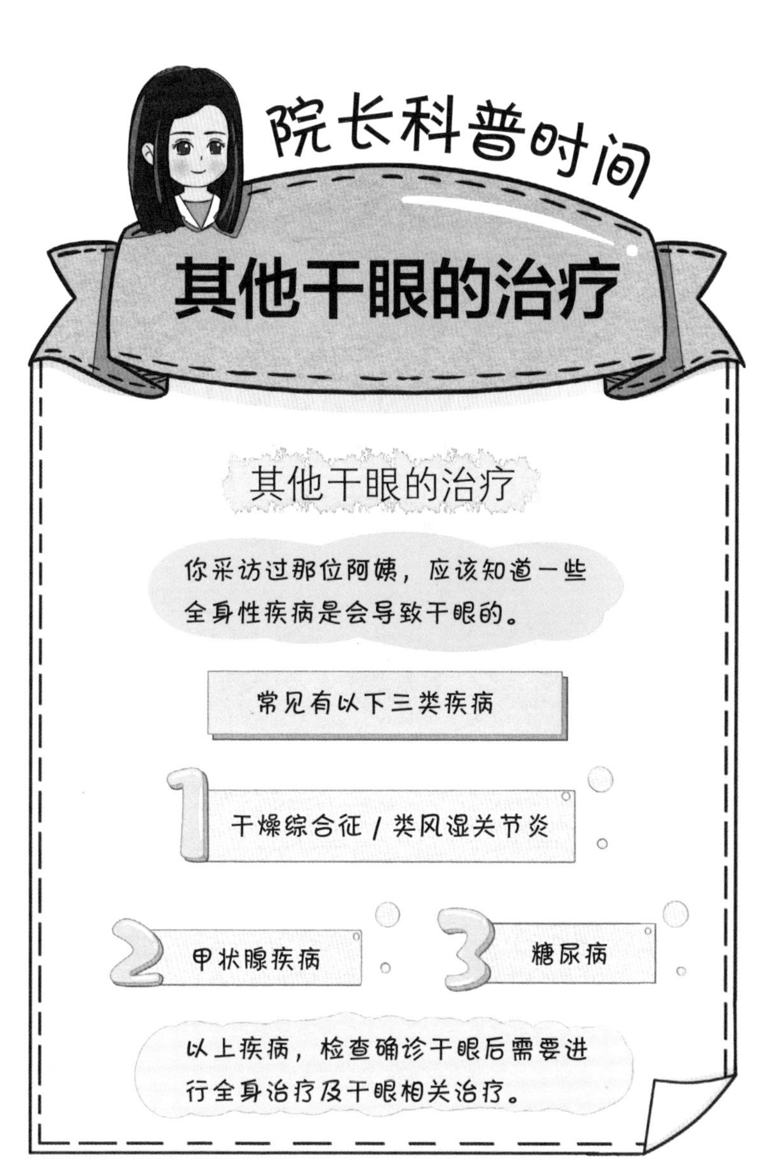
院长科普时间
其他干眼的治疗
其他干眼的治疗
你采访过那位阿姨，应该知道一些全身性疾病是会导致干眼的。
常见有以下三类疾病
1 干燥综合征/类风湿关节炎
2 甲状腺疾病
3 糖尿病
以上疾病，检查确诊干眼后需要进行全身治疗及干眼相关治疗。

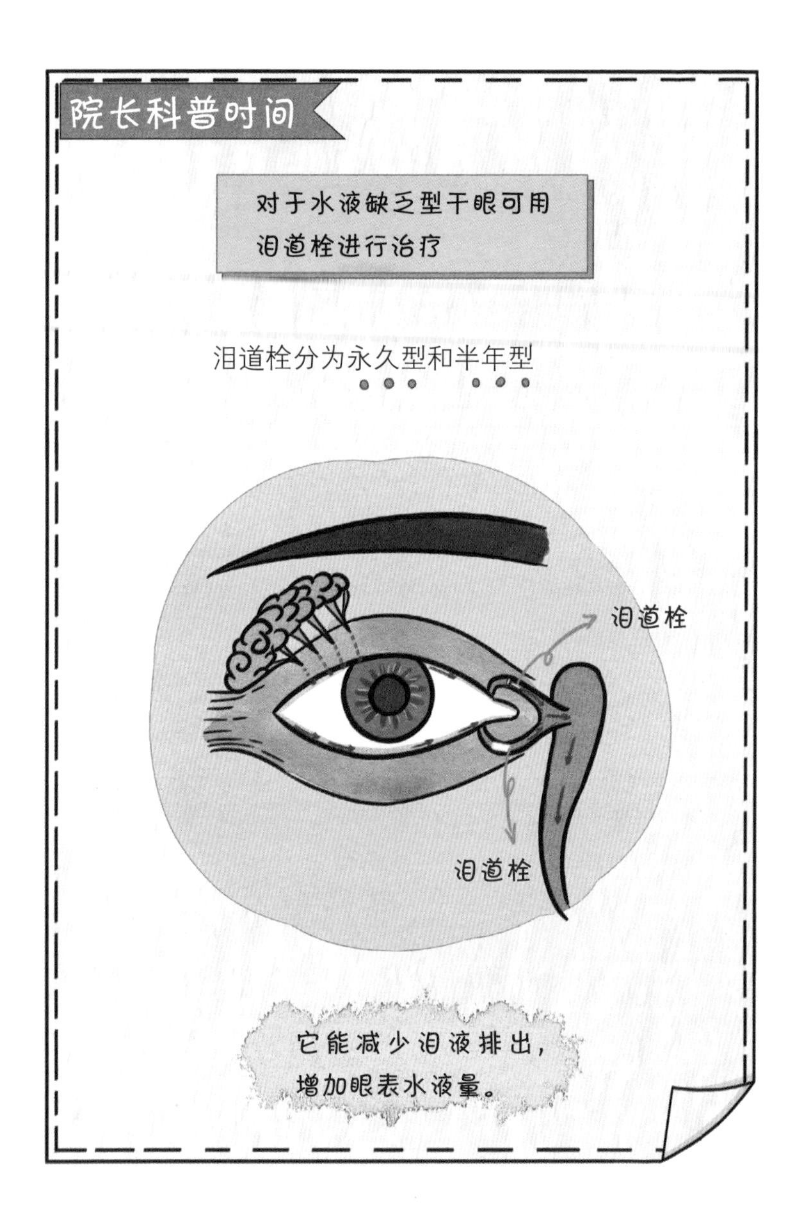
院长科普时间
对于水液缺乏型干眼可用
泪道栓进行治疗
泪道栓分为永久型和半年型
泪道栓
泪道栓
它能减少泪液排出，
增加眼表水液量。

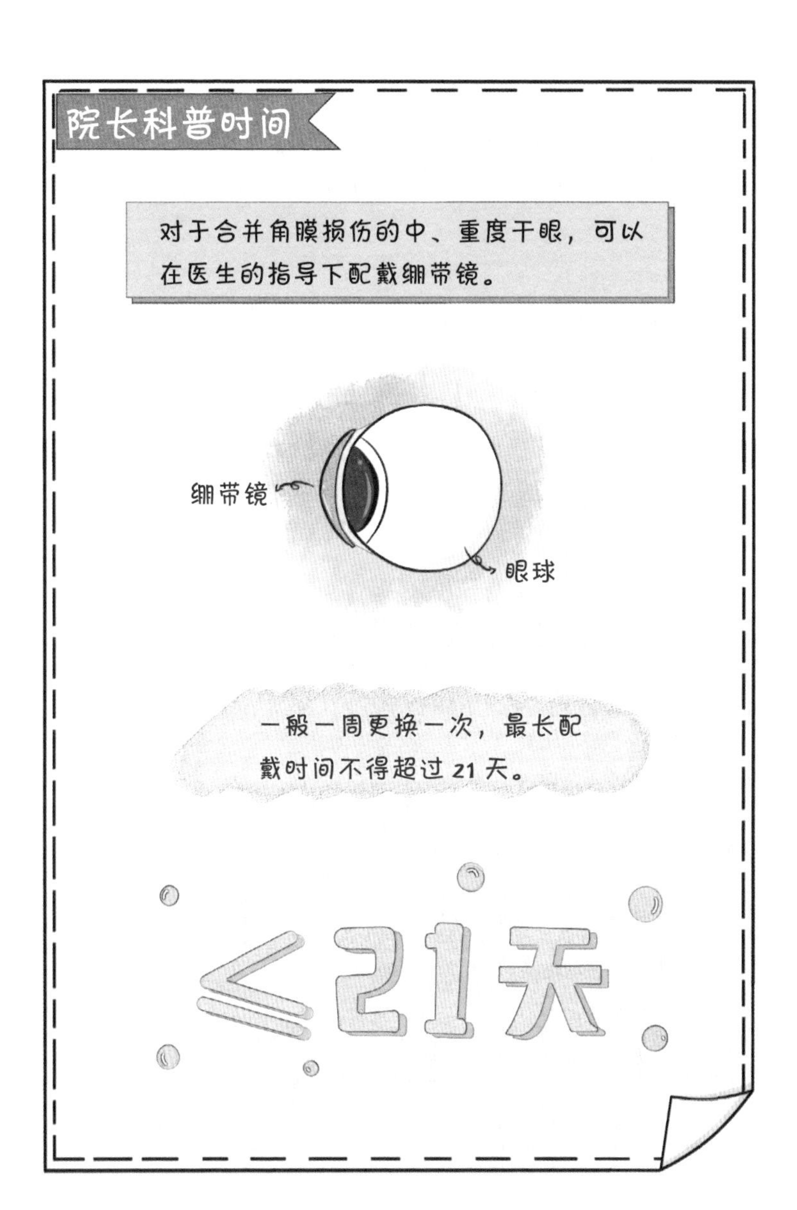
院长科普时间
对于合并角膜损伤的中、重度干眼，可以在医生的指导下配戴绷带镜。
绷带镜
眼球
一般一周更换一次，最长配戴时间不得超过21天。
≤21天

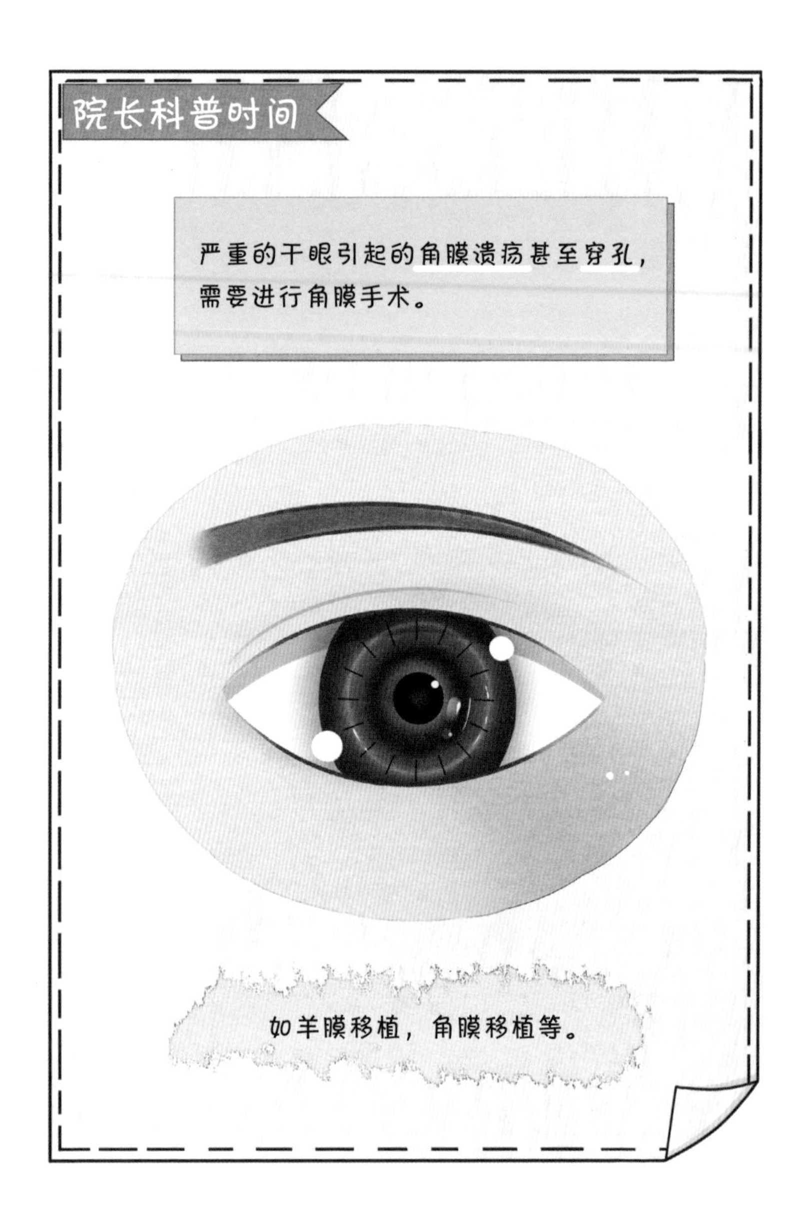
院长科普时间
严重的干眼引起的角膜溃疡甚至穿孔，需要进行角膜手术。
如羊膜移植，角膜移植等。

你不是想要以后这么严重吧？

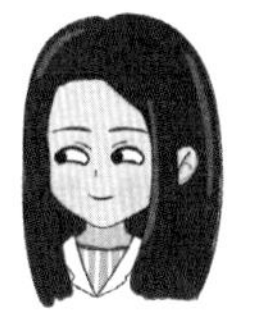

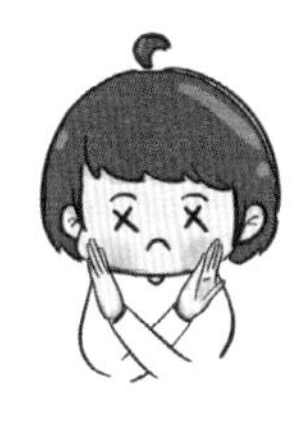

不要！不要！不要！

现在医院的治疗我都有按时去做，
家庭护理也没松懈哦！

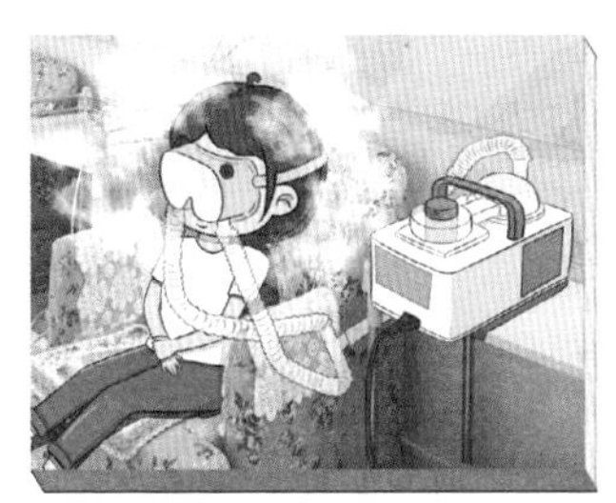

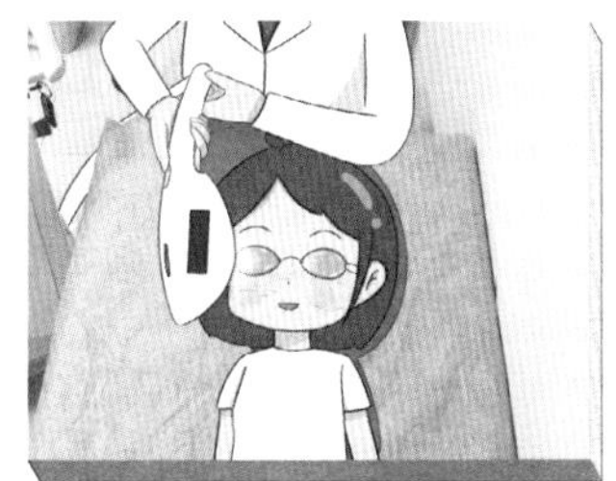

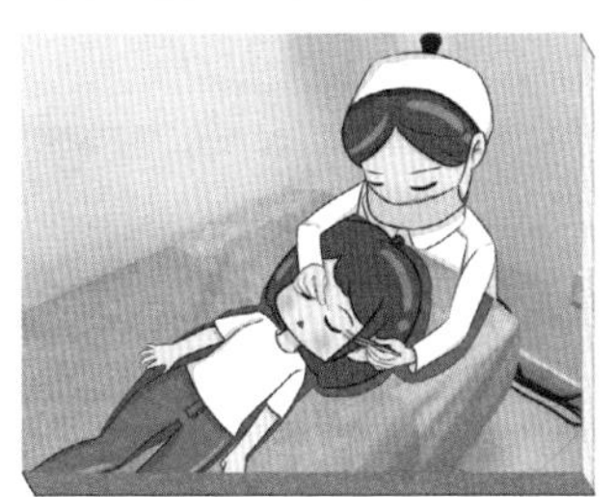

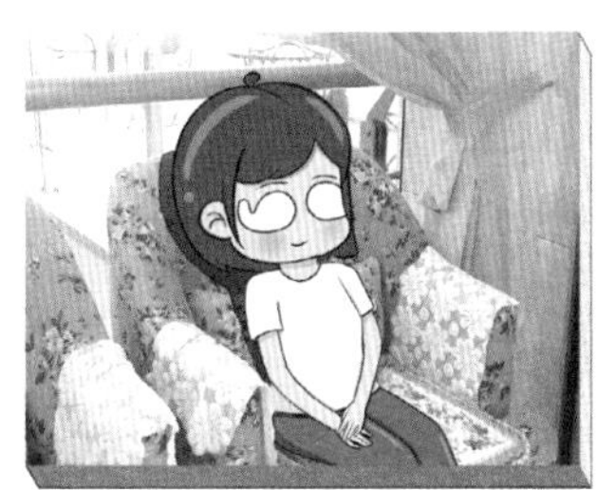

而且有定期复查，看看眼部情况。

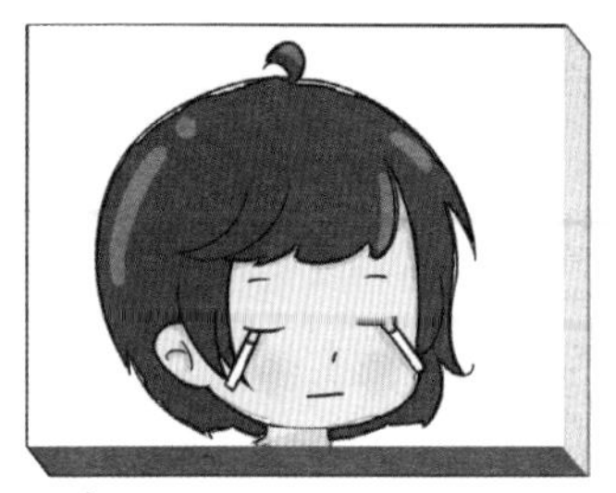

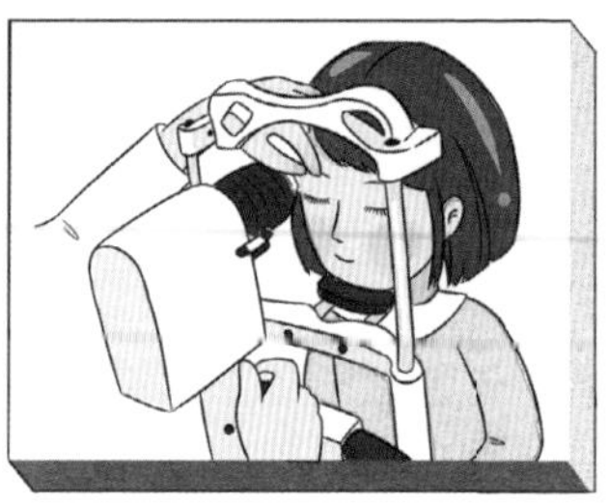

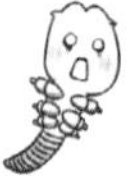

蝴虫少了很多呢，哈哈！

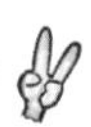

日常生活习惯也在注意。

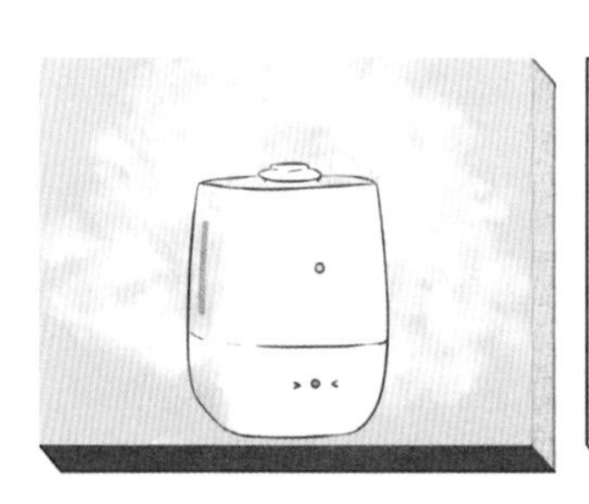

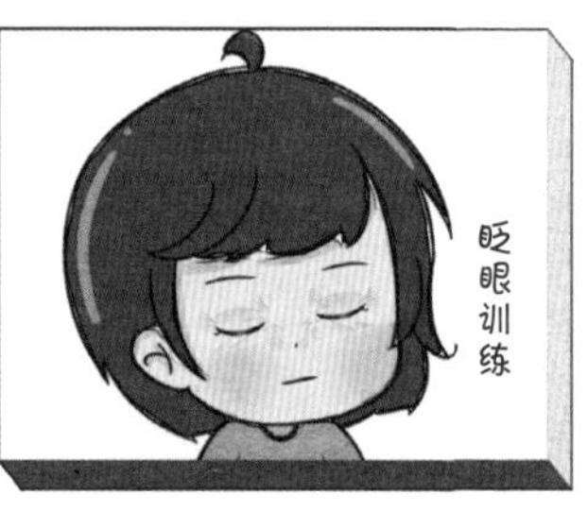

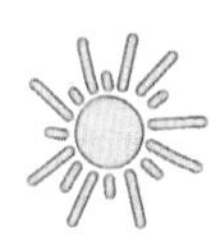

现在也不怎么熬夜了，
早睡早起身体好！

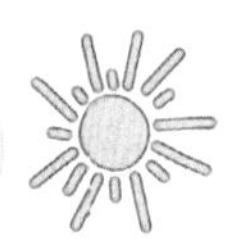

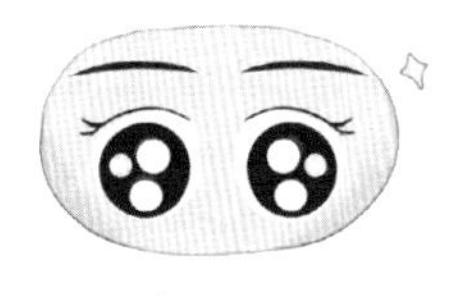

院长，你不觉得我的眼睛比原来明亮很多了吗？

哦，对了……

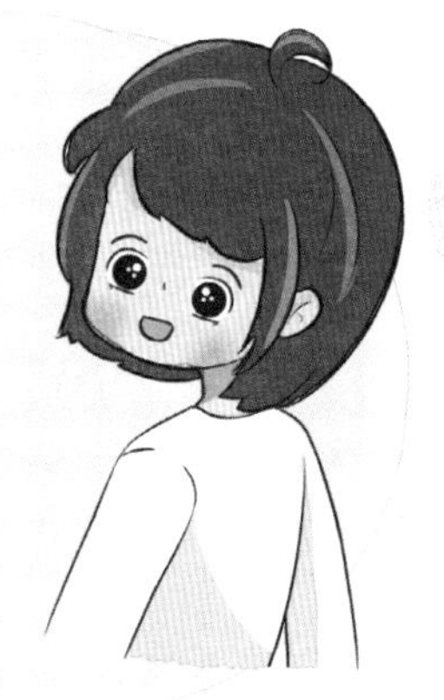

嘿，朋友，
干眼的我会听院长的话
好好爱护自己的眼睛呀。

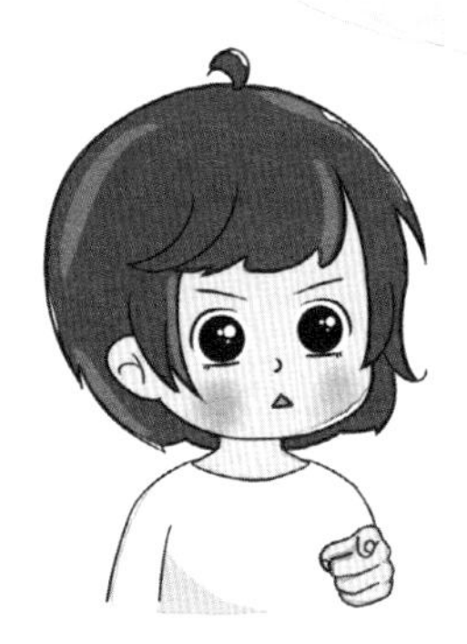

那你呢？

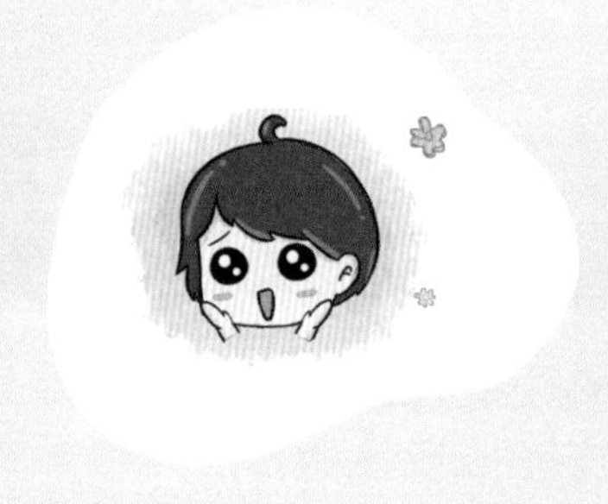